Karin Kalbantner-Wernicke
& Tina Haase

Baby-Shiatsu

**mit Glücksgriffen
und Zauberpunkten stark ins Leben**

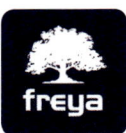 INTERAKTIVES LESEVERGNÜGEN MIT DER **FREYA-BÜCHER-APP**!

Ab sofort können Sie unsere Bücher mit der *kostenlosen* App interaktiv entdecken. Videos, Zusatzinhalte und mehr Informationen aus den Freya Büchern steigern Ihr Lesevergnügen und bieten Ihnen faszinierende Einblicke.

So einfach geht's:

1. Laden Sie die *kostenlose* Freya-Bücher-App im Google Play Store oder im Apple App Store auf Ihr Smartphone oder Ihr Tablet. Wählen Sie Ihr Buch aus der Liste in der Freya- Bücher-App aus und drücken Sie auf „Bild scannen". Automatisch wird Ihre Kamera aktiviert.
2. Halten Sie Ihr Smartphone oder Ihr Tablet jeweils über die Bilder in Ihrem Buch, die mit einem kleinen Handysymbol versehen sind.
3. Dann öffnen sich die zusätzlichen interaktiven Elemente von selbst. Schon haben Sie Zugang zu weiteren Informationen und Videos aus dem Buch.

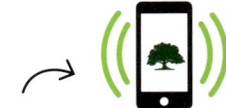
Bilder mit diesem Symbol scannen

Hinweise:

Sollten die Bilder von der App nicht erkannt werden, stellen Sie bitte sicher, dass das Buch ausreichend beleuchtet ist, und verringern Sie gegebenenfalls den Abstand zur Kamera. Ihr elektronisches Gerät muss mit dem Internet verbunden sein.

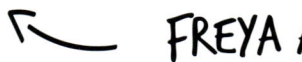

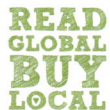

ISBN 978-3-99025-346-5
© 2018–2022 Freya Verlag GmbH
2. Auflage
Alle Rechte vorbehalten

Layout: freya_art, Christina Diwold
Lektorat: Dorothea Forster
Bildmaterial: Yana Wernicke, weitere Credits siehe Seite 160
Videos: Jonas Feige

printed by GPS-Group

Anmerkung: Die Techniken und Ratschläge in diesem Buch haben sich bereits in der Praxis bewährt und sind von den Autorinnen sorgfältig geprüft worden. Die Umsetzung erfolgt in eigener Verantwortung der Leser. Eine Haftung seitens des Verlages oder der Autoren wird hiermit ausdrücklich ausgeschlossen. Einen Arztbesuch ersetzen die Techniken und Ratschläge nicht. Bitte wenden Sie sich bei Erkrankungen, Schmerzen oder im Zweifelsfall immer an einen Arzt.

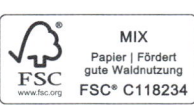

Karin Kalbantner-Wernicke
& Tina Haase

Baby-Shiatsu

*mit Glücksgriffen
und Zauberpunkten stark ins Leben*

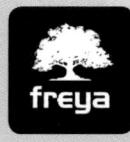

Inhalt

Erklärung zur Freya-Bücher-App 2
Vorwort 9
Einführung 13
Über das Buch 14
Wie Baby-Shiatsu entstanden ist 17
Die Bereiche im Baby-Shiatsu 20
Das Ki und das japanische Gesundheitsverständnis 22
Die Bedeutung des Baby-Shiatsu für Eltern 25
Chancen von Baby-Shiatsu 26
Grenzen von Baby-Shiatsu 28
Ein guter Zeitpunkt für die Behandlung 29
Was Sie bereitlegen sollten 30
Wie lange behandeln? 30
Pausen fürs Baby 31
Entspannt in die Praxis 32

SHIATSU KENNENLERNEN 34
    Einstimmen 35
    Wieder Kind werden 36
    Einen Rhythmus finden 36
    Entspannen 37
    Den Rücken stärken 38
    Die Beine verwöhnen 39
    Völlig relaxt 40

01 Willkommen in der Familie 43
  IN DIE PRAXIS 47
    Ganz nah 48
    Wir sind jetzt eine Familie 48
    Die Mitte finden 48
    Das Immunsystem stärken 49
    Grenzen wahrnehmen 50
    Geborgenheit spüren 50
    Entspannen 51

BABY-GLÜCKSGRIFFE	52
Rückhalt schenken	52
Ausgeglichenheit fördern	53
STREICHELMEDIZIN	54
Zur Ruhe kommen	54
Für einen guten Schlaf	54
Baby aus der Rückenlage richtig hochheben	55
STARKE ELTERN	56
Katzenbuckel für Anfänger	56
Katzenbuckel für Flexible	56
Katzenbuckel für Fortgeschrittene	56
Katzenbuckel für Bewegliche	58
Mama und Baby entspannt	58

VIDEO
Seite 55

Die Mitte finden und eigene Grenzen erfahren 61

IN DIE PRAXIS	66
Aktivierungsangebot für Mutter und Vater	66
Last von den Schultern nehmen	66
Eigene Mitte stärken	68
Zurück im Alltag	68
BABY-GLÜCKSGRIFFE	70
Behandlung auf dem Schoß	70
Behandlung auf dem Boden	71
Kontakt aufnehmen	72
Willkommen im Leben	73
Das Immunsystem stärken	74
Zur Ruhe kommen	76
Die Mitte finden	79
Den Bauch entspannen	79
Beine wahrnehmen	79
Entspannung für die Füße	80
Ausgleich fürs Gemüt	81

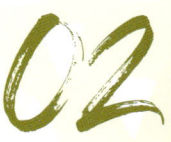

VIDEO
Seite 81

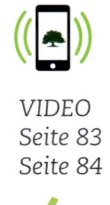

VIDEO
Seite 83
Seite 84

STREICHELMEDIZIN	82
Den Darm stärken	82
Hilfe gegen Blähungen	82
Die Verdauung anregen	83
Schlaf schön, Kleines!	84
STARKE ELTERN	86
Entspannen und Kraft tanken	86
Für Mamas: Milchbildung und Stillen unterstützen	87

03 Langsam aufrichten 91

IN DIE PRAXIS	97
Aktivierungsangebot für Mutter und Vater	97
Die Haltung verbessern	97
Den Rücken stärken	97
Das Gleichgewicht schulen	99
BABY-GLÜCKSGRIFFE	100
Wirbelsäule stärken	100
Auf die Bauchlage einstimmen	101
Aufrichten	101
Rücken kräftigen	102
Beine spüren	103
Ruhe vermitteln	104
Gewicht verlagern	104
Köpfchen halten	105
An die Bauchlage heranführen	106
In der Schräge	107
STREICHELMEDIZIN	108
Für mehr Ausgeglichenheit	108
Fliegergriff gegen Blähungen	109
Auf den Bauch drehen	110
STARKE ELTERN	111
Wärme spüren	112
Haltung verbessern	112
Rücken kräftigen	112
Verspannungen lösen	112
EXKURS: *HAT IHR BABY EINE LIEBLINGSSEITE?*	114

VIDEO
Seite 110

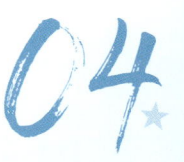

Die Umwelt erobern und Flexibilität üben 117

IN DIE PRAXIS 120
Aktivierungsangebot für Mutter und Vater 120
    Flexibilität für die Eltern... 120
BABY-GLÜCKSGRIFFE 124
    Spiel um die Mitte.. 124
    Auf die Seite drehen 125
    Die Aufrichtung unterstützen 125
    Mobiler werden 126
    Neue Blickwinkel ermöglichen............................... 127
    Baby in Balance 128
    Handtuch-Trick 129
STREICHELMEDIZIN 130
    Asymmetrien vermeiden 130
    Den Kiefer entspannen 131
    Das Zahnen erleichtern 132
STARKE ELTERN.. 134
    Wenn einseitige Belastung Probleme macht...... 134
EXKURS: *SHŌNISHIN –WENN IHR BABY MEHR UNTERSTÜTZUNG BRAUCHT*................................... 136

VIDEO
Seite 124
Seite 126
Seite 129

VIDEO
Seite 134
Seite 137

Techniken für ältere Geschwister 139

    Gib mir die Hand! 141
    Körper-Schaukeln für große Kinder 142
    Schön aufrecht... 143

Stimmen zu Baby-Shiatsu 145

Anhang... 151

Schlusswort 153
Die Autorinnen 155
Danksagung 156
Quellen 157

Platz für Notizen.. 158

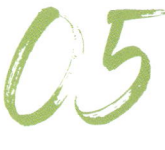

VIDEO
Seite 141
Seite 143

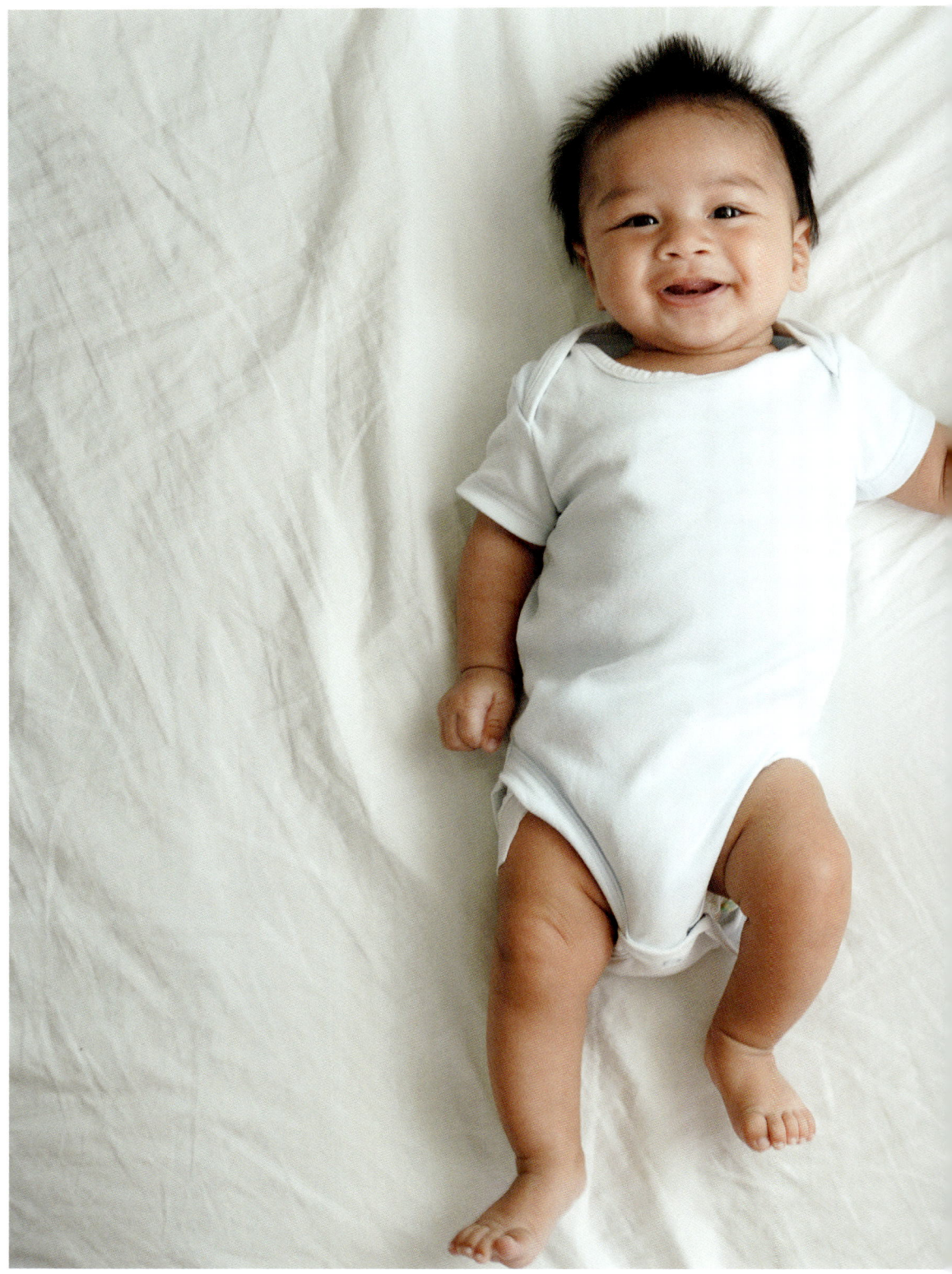

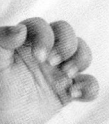

Vorwort

Die ersten Stunden mit meinem Sohn waren magisch. Ich deckte ihn liebevoll zu, summte ihm leise etwas ins Ohr und streichelte ihn. Er fühlte sich geborgen und fand schnell in den Schlaf. Alles war, wie ich es mir erträumt hatte ...

... Ein paar Wochen nach der Geburt sah das Leben mit ihm allerdings ganz anders aus. Mein Mann und ich kämpften Nacht für Nacht darum, ihn zum Schlafen zu bringen. Wir fragten uns tagtäglich, ob es vielleicht noch einen Trick gibt, damit er einfach nur friedlich schlummert.

In meinem Berufsleben bin ich Hebamme, Babymassage- und inzwischen auch Baby-Shiatsu-Praktikerin. Ich habe meinen Sohn vom ersten Tag nach seiner Geburt bis zu seinem sechsten Lebensmonat mit Babymassage behandelt. Das tat ihm gut.

Er entwickelte sich prächtig – trotz unruhiger Nächte. Dann fing er an, sich auf den Bauch zu drehen und von mir wegzukrabbeln. Babymassage funktionierte nicht mehr.

Zum Glück lernte ich hier bei uns in Japan ein Paar aus Deutschland kennen: Karin Kalbantner-Wernicke, eine der beiden Autorinnen dieses Buches, und ihren Mann Thomas Wernicke. Die beiden haben in den vergangenen drei bis vier Jahrzehnten Baby-Shiatsu entwickelt: liebevolle Handgriffe, mit denen man seine Kinder von der Geburt bis zum Schulalter begleiten kann.

Dafür kombinierte die Kinderphysiotherapeutin Karin Kalbantner-Wernicke in ihrer täglichen Arbeit mit Kindern japanische Shiatsu-Techniken mit westlichen Methoden der Babybehandlung. Neue Erkenntnisse zur Kindesentwicklung und aus der Bindungsforschung ließ sie genauso in die Methode einfließen wie das östliche Energie-Konzept.

Sie brachte ein tiefes Verständnis und viele neue Blickwinkel für die Entwicklung von Kindern hervor und wie man sie dabei über die körperliche Ebene unterstützen kann. Zahlreiche Techniken hat sie inzwischen über viele Jahre in der Praxis getestet und in diesem Buch für Sie zusammengestellt.

> Baby-Shiatsu: liebevolle Handgriffe, mit denen man seine Kinder von der Geburt bis zum Schulalter begleiten kann.

Diese ganzheitliche Technik, die ursprünglich in Japan entwickelt und in Deutschland weiterentwickelt wurde, kam in den vergangenen Jahren zurück nach Japan und wird hier vielerorts praktiziert. Das hat mich sehr beeindruckt. Auch ich absolvierte eine Ausbildung zur Baby-Shiatsu-Praktikerin und inzwischen gebe ich mein Wissen in meiner Hebammenpraxis an junge Familien weiter.

Das Wunderbare an Baby-Shiatsu ist, dass es einem Kind nicht nur unmittelbar nach der Geburt helfen kann, sich gesund zu entwickeln, sondern auch in den Jahren danach.

Eltern lernen, was Sie in bestimmten Entwicklungsphasen von ihrem Nachwuchs erwarten können und wie sie ihn dabei unterstützen. Sie bekommen auch ein Gefühl dafür, was sie ihrem Kind zutrauen können. Mit einfachen Handgriffen helfen sie ihm zudem, sich zu beruhigen, zu entspannen und ins Gleichgewicht zu finden. Durch die wertvollen Berührungen stärken Mütter und Väter auch die eigene Bindung zum Kind.

> Nichts macht Eltern schwächer und hilfloser, als wenn sie nicht wissen, was sie tun sollen.

Aber zurück zu der Geschichte mit meinem Sohn. Mit Baby-Shiatsu hatte ich nun ein Werkzeug, um meinen Sohn und mich an hektischen Tagen abends zu beruhigen. Die Nächte wurden besser. Außerdem kannte ich nun wohltuende Shiatsu-Techniken gegen Blähungen, Verspannungen und zum Einschlafen. Nichts macht Eltern schwächer und hilfloser, als wenn sie nicht wissen, was sie tun sollen, wenn das Baby Wehwehchen hat. Je mehr Werkzeuge Mütter und Väter haben, um ihr Kind zu entspannen und zu unterstützen, desto einfacher wird der Alltag.

Lassen Sie sich von diesem Buch inspirieren, erforschen Sie die Technik und lernen Sie die Vorzüge von Baby-Shiatsu kennen.

Michiko Sugata-Carty
Hebamme und Baby-Shiatsu-Praktikerin aus Kyoto, Japan

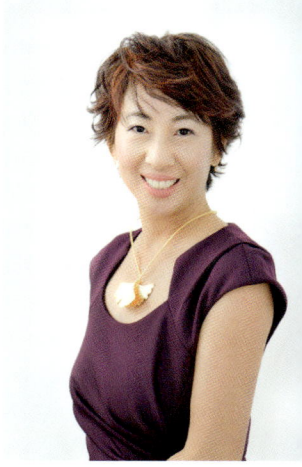

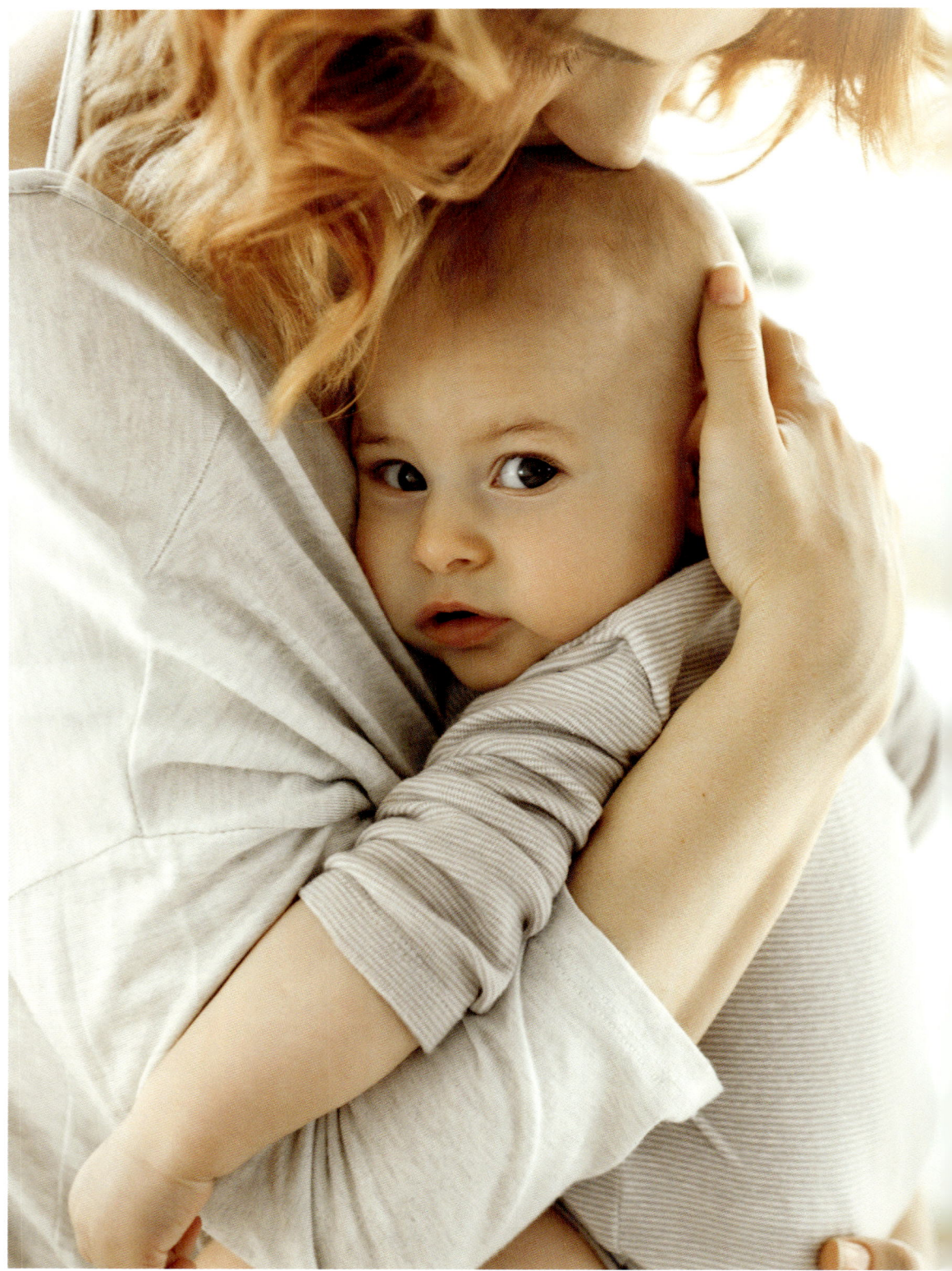

Einführung

Babys lieben es, gedrückt und in den Arm genommen zu werden. Denn die Berührungen vermitteln ihnen das Gefühl, geborgen und sicher zu sein.

Baby-Shiatsu unterstützt Eltern darin, dem Kind genau diese Geborgenheit und Sicherheit zu geben, als Basis für ein gesundes, erfülltes Leben. Insbesondere die ersten 18 Monate sind prägend für einen Menschen. In dieser Zeit werden die Grundlagen dafür gelegt, wie er später mit Herausforderungen zurechtkommt.

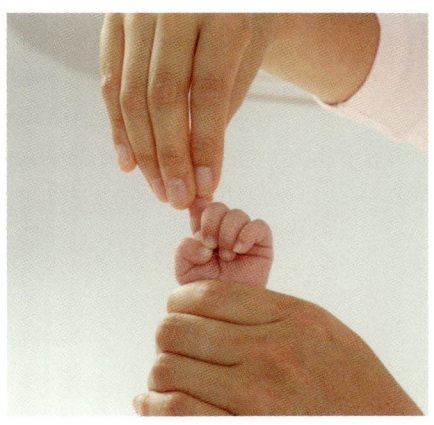

Beim Baby-Shiatsu stimulieren Eltern mit sanftem Druck die noch nicht ausgereiften Energiebahnen (Meridiane) des Babys. Wörtlich übersetzt bedeutet der japanische Begriff Shiatsu Fingerdruck. „Shi" steht für Finger, „Atsu" für Druck.

Die Bezeichnung Baby-Shiatsu erweckt den Eindruck, dass das Augenmerk ausschließlich auf Säuglingen liegt, tatsächlich werden aber alle Familienmitglieder einbezogen. Für Mütter und Väter haben wir Anregungen und Techniken zusammengestellt, die ihnen in der ersten Zeit mit dem Baby Kraft schenken und sie begleiten. Denn nur wenn es Mutter und Vater gut geht, können sie das Baby optimal unterstützen. Auch für die Geschwisterkinder gibt es in diesem Buch Shiatsu-Techniken. So ist für jeden etwas dabei. Und die Familie als Ganzes wird gestärkt.

Beim Baby-Shiatsu werden alle Familienmitglieder einbezogen.

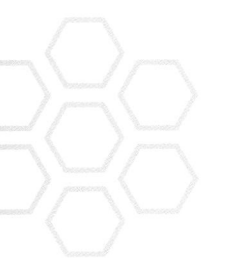

Über das Buch

Wenn Sie in dem Buch „wir" oder „uns" lesen, dann verbergen sich dahinter die Autorinnen des Buches. Die Journalistin Tina Haase lernte die Shiatsu-Dozentin und Kinder-Physiotherapeutin Karin Kalbantner-Wernicke vor etwa zehn Jahren bei Recherchen zum Thema Baby-Shiatsu kennen.

Die im Zuge dessen veröffentlichten Artikel kamen bei den Lesern außergewöhnlich gut an. Mütter fragten oft noch Jahre nach Erscheinen bestimmter Übungen – wahrscheinlich als das zweite oder dritte Baby unterwegs war – nach den Artikeln, um auch das Jüngste mit Shiatsu zu verwöhnen.

Hier bekommen Sie nun ein umfassenderes Werk mit Grundlagenwissen zum Thema Baby-Shiatsu und zahlreichen praktischen Angeboten zur Verfügung gestellt. Sie können die Techniken anhand dieses Buches leicht nachahmen und erlernen. Zudem gibt es in vielen Ländern Elternkurse für Baby-Shiatsu, die von qualifizierten Trainerinnen angeboten werden. So können Sie das Gelesene vertiefen.

Bevor Sie mit dem Baby starten, wollen wir Ihnen selbst einen Eindruck von Shiatsu geben.

Im ersten Teil des Buches erklären wir die Grundlagen von Baby-Shiatsu: Wie es entstanden ist, wo seine Chancen und Grenzen liegen, wie man einen Säugling damit unterstützen kann und wie man die Techniken in die Praxis umsetzt. Bevor Sie mit dem Baby starten, wollen wir Ihnen selbst einen Eindruck von Shiatsu geben. Stimmen Sie sich am besten mit unseren Übungen darauf ein.

Wir haben in diesem Buch, abgestimmt auf die jeweilige Entwicklungsphase, unterschiedliche Shiatsu-Techniken und -Anregungen für Babys und Kleinkinder – und ihre Eltern – zusammengestellt. Zudem gibt es einen kleinen Ausblick zum Thema Shiatsu für ältere Geschwister.

Das Buch gliedert sich in fünf Kapitel.

Es geht los mit dem Thema „Bindung" im ersten Kapitel namens „Willkommen in der Familie". Die Techniken und Anregungen sollen Ihnen den Start als Familie erleichtern und helfen, die Herausforderungen in diesem Lebensabschnitt zu meistern.

In den folgenden drei Kapiteln haben wir Angebote zu den Themen „Die Mitte finden und Grenzen erfahren", „Langsam aufrichten" und „Die Umwelt erobern und Flexibilität üben" zusammengetragen. Sie bekommen jeweils eine Einleitung zum Themengebiet und erfahren, wie sich das Kind gerade entwickelt.

Es gibt sowohl einen *Praxisteil für die Eltern* als auch *Baby-Glücksgriffe*. Zudem erhalten Sie zu jedem Themenkomplex unter dem Stichwort *Streichelmedizin* Techniken, die Ihrem Kleinen helfen, wenn es ihm nicht gut geht – zum Beispiel wenn es Bauchweh hat oder schlecht einschlafen kann. Auch einen *Alltagstipp* arbeiten wir bei jedem Kapitel heraus. Dieser soll Eltern im Umgang mit ihrem Kind sicherer machen, etwa beim Wickeln, Tragen oder Drehen des Babys.

Und zu guter Letzt erhalten Sie einen kleinen Ausblick, wie Sie auch größere Kinder – zum Beispiel die Geschwister – mit Shiatsu behandeln können.

Über das ganze Buch verteilt, finden Sie ein *Japan-Symbol*. An diesen Stellen möchten wir Ihnen einen Einblick in die Gepflogenheiten aus dem Land der aufgehenden Sonne, wo Shiatsu seinen Ursprung hat, geben.

Viel Spaß beim Lesen und Ausprobieren!

Wenn Sie dieses Japan-Symbol im Buch finden, gibt es einen Einblick in die Gepflogenheiten aus dem Land der aufgehenden Sonne.

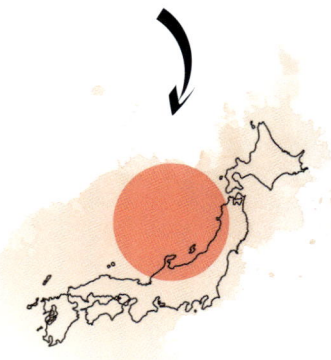

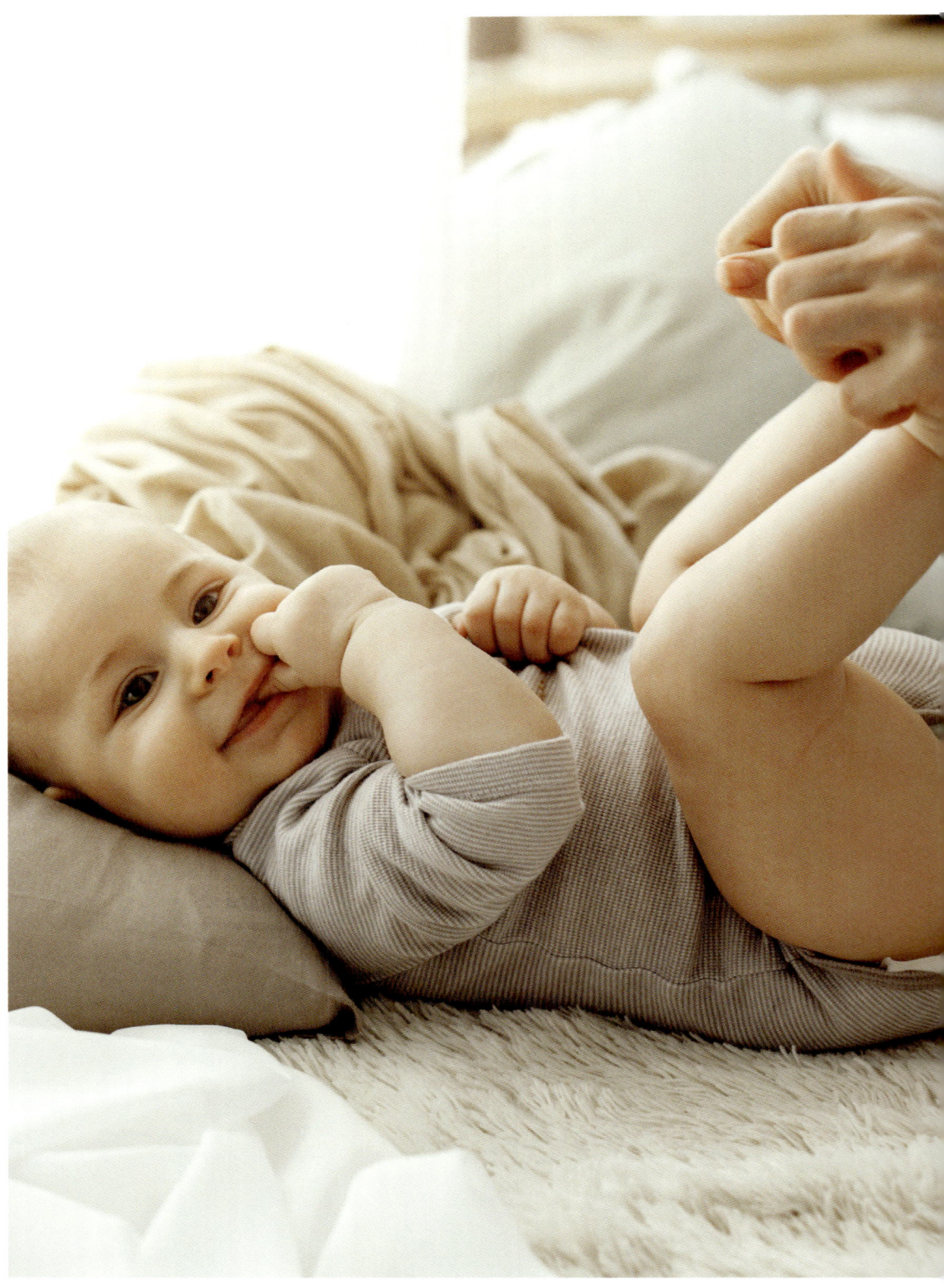

Wie Baby-Shiatsu entstanden ist

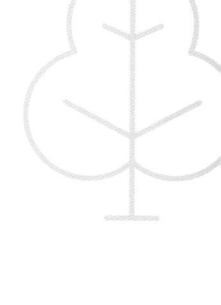

„Meine Mutter hat schon auf diese Weise behandelt und es wirkt." Diesen Satz hörten Karin Kalbantner-Wernicke und ihr Mann, der Allgemeinmediziner Thomas Wernicke, immer wieder, als sie vor fast 40 Jahren begannen, in Japan bekannte Shiatsu-Praktiker zu besuchen, die sich auf die Behandlung von Babys und Kindern spezialisiert hatten.

Wie und warum die Techniken wirken, konnten die japanischen Therapeuten aber oft nicht beantworten. Also blieb dem Ehepaar nur übrig, genau zu beobachten, Video-Aufzeichnungen zu machen, exakt nachzuahmen und nach eigenen Erklärungen für die Wirkweise zu suchen.

Sie nahmen die Techniken als Grundlage und ergänzten die japanische Praxis durch westliches Wissen – insbesondere aus der Bindungs- und Entwicklungsforschung. So entstand das moderne Baby-Shiatsu, das heute gelehrt wird – mit vielen neuen Angeboten und Anregungen für eine gesunde Entwicklung von Kindern.

Inzwischen hat das moderne Baby-Shiatsu wieder seinen Weg zurück nach Japan gefunden. Es wird dort heute samt westlicher Überarbeitung praktiziert und gelehrt. Und nicht nur dort. Baby-Shiatsu hat sich in vielen Ländern der Welt etabliert. In Österreich, zum Beispiel, bietet eine Krankenkasse Baby-Shiatsu-Kurse an. Denn die Erfahrungen haben gezeigt, dass gerade Babys und Kinder – mit ihren feinsinnigen Empfindungen – besonders gut auf die sanfte Behandlungsform ansprechen. In Deutschland ist das Ausbildungsprogramm Baby- und Kinder-Shiatsu universitär zertifiziert. Interessierte können sich zum *Baby-Shiatsu certified Practioner* ausbilden lassen.

> Babys und Kinder – mit ihren feinsinnigen Empfindungen – sprechen besonders gut auf die sanfte Behandlungsform an.

Entwicklung aus östlicher und westlicher Sicht

Baby-Shiatsu kombiniert die westliche Theorie der kindlichen Entwicklung mit dem östlichen Verständnis der energetischen Entwicklung der Meridiane.

Baby-Shiatsu kombiniert die westliche Theorie der kindlichen Entwicklung mit dem östlichen Verständnis der energetischen Entwicklung der Meridiane. Die motorische, sensorische, soziale, emotionale Entwicklung und die Meridianentfaltung laufen parallel zueinander ab.

Zur **motorischen Entwicklung** gehört zum Beispiel, wie ein Kind lernt zu krabbeln, wie es beginnt, sich in den Stand aufzurichten und wie es anfängt zu laufen. Aber auch kleine präzise Bewegungen – wie nach einem Kuscheltier zu greifen – zählen dazu.

Die s**ensorische Entwicklung** beschreibt die Entfaltung der Sinnessysteme. Die Sinne ermöglichen, die Welt mit Augen, Ohren und durch Berühren, Geschmack und Geruch wahrzunehmen.

Die **soziale Entwicklung** beinhaltet, dass das Baby zunehmend komplexere Beziehungen zu Menschen aufbaut.

Und die **emotionale Entwicklung** beschreibt die Kompetenz, die eigenen Emotionen zu kontrollieren und zu reflektieren.

Die **energetische Entwicklung** beinhaltet – so die japanische Vorstellung –, wie sich ein Mensch einem individuellen und universellen Lebensplan folgend entwickelt. Die Meridiane in ihren verschiedenen Entwicklungsstufen werden als Taktgeber für die Entwicklung betrachtet.

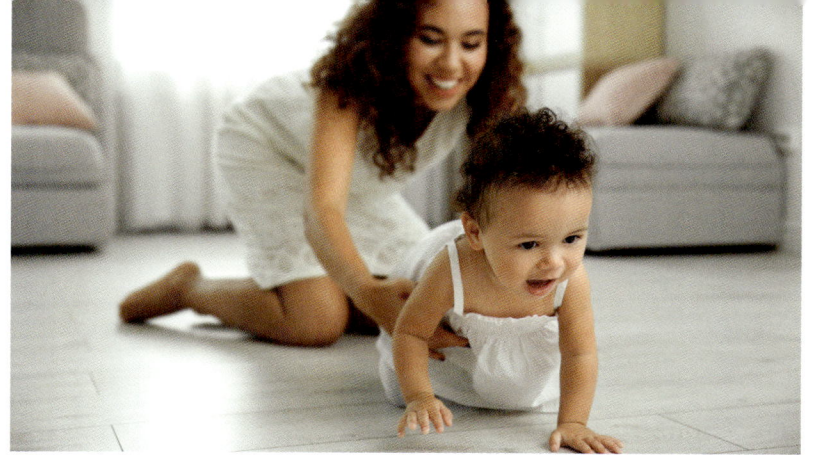

Eltern lernen anhand dieses Buches, dem Baby genau das zu geben, was es in einer bestimmten Phase braucht.

Mithilfe des östlichen und westlichen Wissens entwickelten Karin Kalbantner-Wernicke und Thomas Wernicke ein „energetisches Entwicklungsmodell". Nach diesem Modell durchlaufen Kinder ab der Geburt unterschiedliche Entwicklungsebenen, wobei jede Ebene die Basis für die nächste bildet. Jede Ebene sollte sich gut entfaltet haben, bevor die nächste auf ihr aufbaut. Zum Beispiel ist es vorteilhaft, wenn ein Kind krabbelt, bevor es laufen lernt. Auch wenn derzeit immer wieder zu lesen ist, dass Krabbeln nicht so wichtig ist.

Wir versuchen Eltern in diesem Buch zu vermitteln, ihr Kind in dem Schritt, den es gerade bewältigt, zu stärken und nicht schon den nächsten zu fördern. Ganz gemäß dem Sprichwort „Gras, an dem man zieht, wächst auch nicht schneller".

Hier kommt der Zen-Geist ins Spiel, der auch Japaner durchs Leben begleitet: eine gewisse Portion Gelassenheit und Zuversicht.

Um Kinder beim Großwerden zu unterstützen, wurden spezifische Behandlungsansätze im Baby-Shiatsu erarbeitet. Unsere Angebote helfen Babys, sich ihrem Alter und ihrer individuellen Fähigkeiten entsprechend gut zu entwickeln. Eltern lernen anhand dieses Buches, dem Baby genau das zu geben, was es in einer bestimmten Phase braucht. Oft ist weniger mehr. Entwicklungsschritte sollten auf keinen Fall mit Macht herbeigeführt werden.

Der Zen-Geist, der auch Japaner durchs Leben begleitet: eine Portion Gelassenheit und Zuversicht.

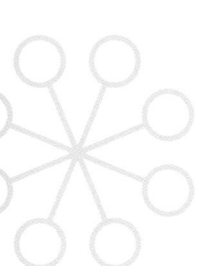

Die Bereiche im Baby-Shiatsu

Wie bereits erwähnt, haben sich in der ersten Zeit nach der Geburt die Meridiane noch nicht vollständig entfaltet. Während des ersten Lebensjahres arbeiten nach japanischer energetischer Lehre aber schon immer jeweils vier der späteren Hauptmeridiane zusammen. Dieses „Verwandtschaftsverhältnis" hält ein Leben lang. Gibt es ein bestimmtes Problem, versuchen die vier Meridiane einer Gruppe, es gemeinsam zu lösen und sich gegenseitig zu stützen.

> Während des ersten Lebensjahres arbeiten bereits jeweils vier der späteren Hauptmeridiane zusammen.

In der Akupunktur werden ebenfalls drei Meridiangruppen beschrieben und als drei „Umläufe" bezeichnet. Dieser Begriff sagt aber zu wenig über die enge Vernetzung aus und geht von bereits entfalteten Meridianen aus. Im Baby-Shiatsu beschreiben wir die noch nicht angelegten Meridiane und bezeichnen diese aufgrund der engen Verwandtschaftsverhältnisse als *Meridianfamilien*. Je nach Lage heißen sie „vordere", „hintere" oder „seitliche Familie".

Der vorderen Familie sind der spätere Magen-, Milz-, Dickdarm- und Lungen-Meridian zugeordnet. Um sie zu erreichen, liegt das Baby bei der Behandlung auf dem Rücken. Es werden hauptsächlich Brust, Bauch und die Vorderseite von Armen und Beinen sanft gedrückt (siehe Kapitel 2).

Zur hinteren Familie gehören der spätere Blasen-, Nieren-, Herz- und Dünndarmmeridian. Das Kind liegt auf dem Bauch, so dass Sie den Rücken und die Rückseite von Armen und Beinen verwöhnen können (siehe Kapitel 3).

Die seitliche Familie fügt den späteren Gallenblasen-, Leber-, Dreifach-Erwärmer- und Perikard-Meridian zusammen. Um sie zu erreichen, wird das Baby in der Seitlage behandelt (siehe Kapitel 4).

Betrachtet man die motorische Entwicklung des Babys, so ist die „**vordere Familie**" Impulsgeber zum Finden der eigenen Mitte. Die „**seitliche Familie**" initiiert das Drehen. Und um in den Vierfüßlerstand zu kommen und Gehen zu lernen, benötigt das Kind die „**hintere Familie**". An den grundlegenden Fähigkeiten wie Sitzen, Laufen, Hüpfen sind dann später alle drei Familien beteiligt und wechselseitig dominant.

> An den grundlegenden Fähigkeiten wie Sitzen, Laufen, Hüpfen sind dann später alle drei Familien beteiligt und wechselseitig dominant.

Um alle drei „**Familien**" zu unterstützen, gibt es im Baby-Shiatsu die drei Behandlungspositionen: Das Baby liegt auf dem Rücken, auf dem Bauch und auf der Seite.

Die drei Meridianfamilien haben aber nicht nur Bedeutung für die motorische Entwicklung. Sie bilden nach fernöstlicher Vorstellung auch die Grundlage für spätere Lebenskompetenzen. Sie befähigen ein Kind zum Beispiel, aus eigener Kraft zur Ruhe zu kommen, seine Bedürfnisse zu äußern und das Gefühl der Sicherheit und Geborgenheit auch in Zeiten des Umbruchs und der Veränderung weitgehend zu bewahren.

... Impulsgeber zum Finden der eigenen Mitte

vordere Familie
späterer Magen-, Milz-, Dickdarm- und Lungen-Meridian

hintere Familie
späterer Blasen-, Nieren-, Herz- und Dünndarmmeridian

seitliche Familie
späterer Gallenblasen-, Leber-, Dreifach-Erwärmer- und Perikard-Meridian

... initiiert das Drehen

... um in den Vierfüßlerstand zu kommen und Gehen zu lernen

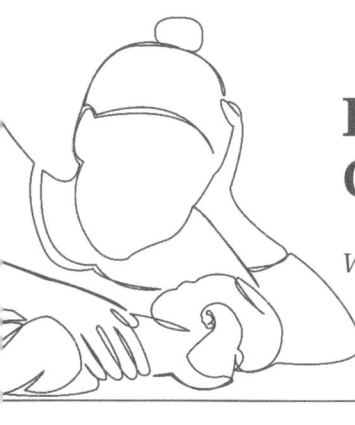

Das Ki und das japanische Gesundheitsverständnis

*Wer über Shiatsu redet, kommt an dem Begriff **Ki** nicht vorbei. Die traditionelle japanische Philosophie betrachtet das ganze Universum als Ausdruck einer Energie, die dafür sorgt, dass Leben entsteht und besteht.*

Diese Energie wird als *Ki* bezeichnet. Häufig mit *Lebenskraft* oder *Lebensenergie* übersetzt, ist Ki ein allgegenwärtiger Begriff im japanischen Alltag. Es kommt in unzähligen japanischen Wortzusammensetzungen und Redewendungen vor:

Ki wird häufig mit Lebenskraft oder Lebensenergie übersetzt.

ki ga kiku: *Ki wirkt, wenn man umsichtig erspürt, was die Situation erfordert.*
ki ni sawaru: *Etwas stört Ki, wenn einem jemand oder etwas auf die Nerven geht.*
ki ga omoi: *Ki ist schwer, wenn man bedrückt und bekümmert ist.*

Ohne das Wort „Ki" ließen sich Gefühlsregungen von Japanern nicht ausreichend beschreiben.

Ist Ki im Fluss, fühlt sich der Mensch wohl und er ist gesund. Er kann alle seine Potenziale nutzen und entfalten. Ist der Ki-Fluss gestört, können Befindlichkeits- und Entwicklungsstörungen entstehen. Wenn eine Störung über einen langen Zeitraum besteht, kann man sogar krank werden, so die östliche Energielehre. Die moderne westliche Medizin sucht meist symptomorientiert nach Erkrankungen, wenn es jemandem nicht gut geht. In der **traditionellen japanischen Medizin** (TJM) geht man in der Regel davon aus, dass bei Krankheit zunächst das Ki nicht ausreichend im Fluss ist und daher gestärkt werden muss – etwa mit Shiatsu. Das sind zwei grundlegend unterschiedliche Denkansätze.

Man hat ein persönliches Ki, also die innere Natur eines Menschen, und das Ki aus dem Umfeld. Diese Energien beeinflussen sich gegenseitig. Das bedeutet Ki ist zwischen Mensch und Mensch. Und es ändert sich je nach Umgebung und Situation ständig. Vielleicht kennen Sie das auch, Sie betreten einen Raum und spüren sofort, welche Atmosphäre, welches Ki, vorherrscht.

Ki beeinflusst auch die Entwicklungsprozesse von Babys. Behandelt eine Mutter zum Beispiel ihr Kind, beeinflusst sie sein Ki. Und das Baby wiederum beeinflusst auch das Ki seiner Mutter. Bei uns wird heute oft von einem systemischen Ansatz gesprochen. Diesen Gedanken setzten die Japaner schon vor langer Zeit um.

> Behandelt eine Mutter ihr Kind, beeinflusst sie sein Ki. Und das Baby wiederum beeinflusst auch das Ki seiner Mutter.

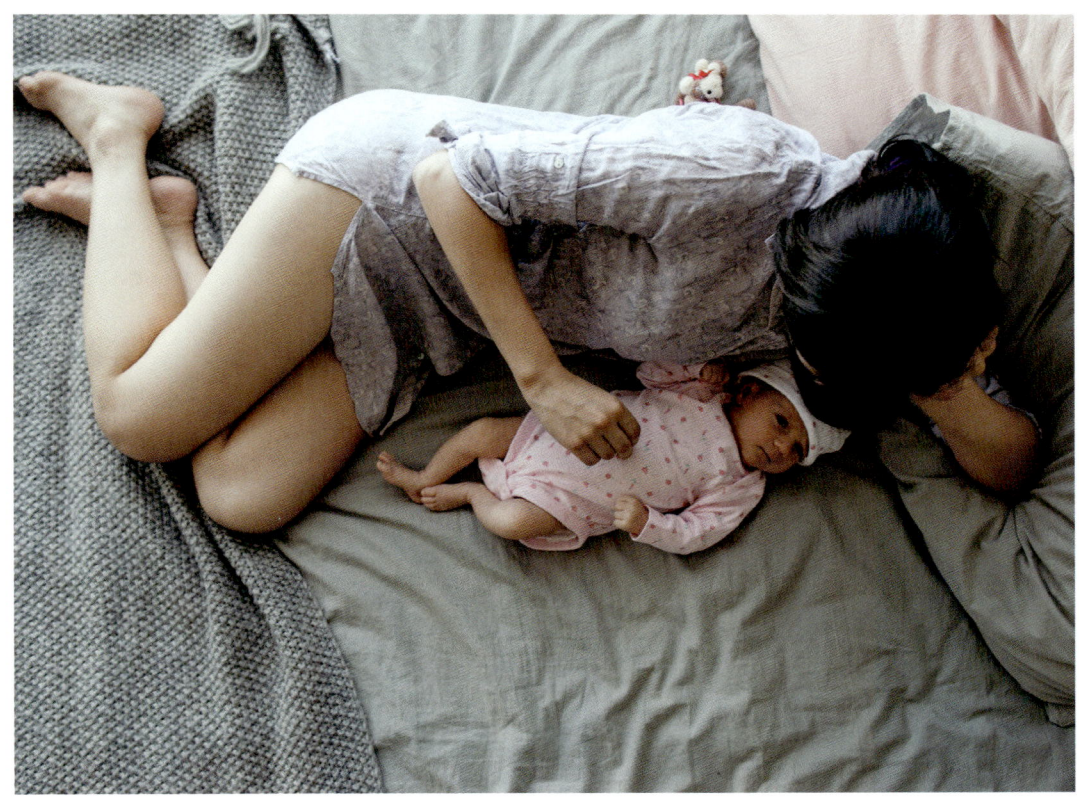

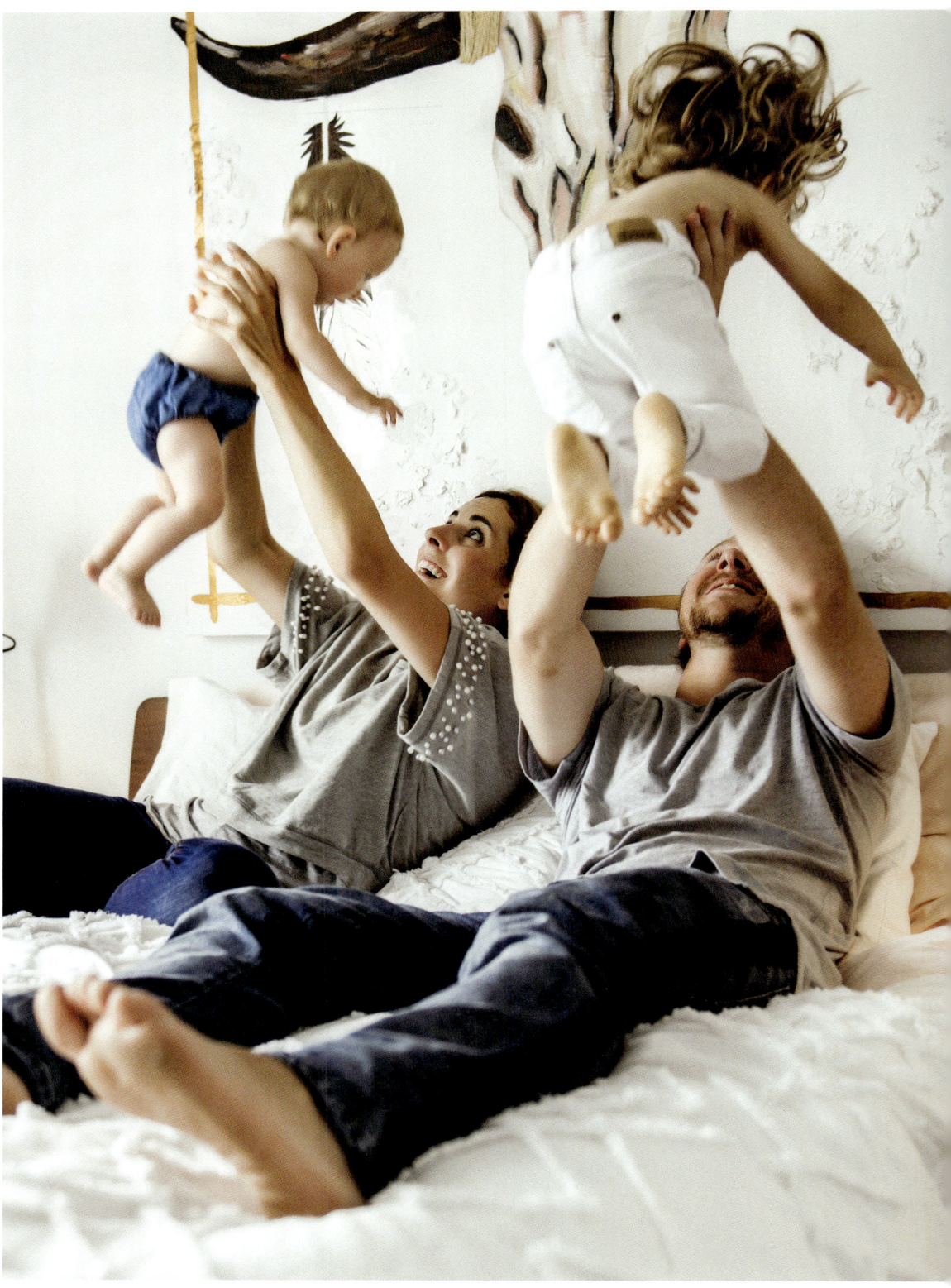

Die Bedeutung des Baby-Shiatsu für Eltern

In der westlichen Welt ist das „innere Kind" derzeit ein großes Thema. Eine ähnliche Vorstellung gibt es aus östlicher Sicht. Da Eltern auch mal Kinder waren, haben auch sie eine Meridianentwicklung durchlaufen.

Die eigene Kindheit mit ihren energetischen Mustern hat Spuren hinterlassen. Diese spüren Sie ganz besonders, wenn Sie Eltern werden, und Sie tragen sie ein Leben lang in sich.

In Stresssituationen, mit denen wohl alle jungen Eltern mal konfrontiert sind, zum Beispiel wenn das Neugeborene über Stunden nicht einschläft und herzzerreißend weint, treten diese Erfahrungen aus der Kindheit erneut in Erscheinung. Sie können Sie als Stärken bereichern oder als Stolpersteine viel Energie kosten. Die in diesem Buch angebotenen Übungen sollen Sie stärken und Ihnen Vertrauen in Ihre Fähigkeiten als Eltern schenken.

Aus japanischer Sicht befindet sich das Baby im Spannungsfeld des „ererbten" Ki seiner Eltern und mehrerer Generationen davor. Das Ki von Mutter und Vater wiederum bestimmt, welches Umfeld sie ihrem Baby bieten können. Sind die Eltern in der Lage, die Signale des Babys zu verstehen? Können sie feinfühlig auf die Bedürfnisse ihres Kindes eingehen? Die Voraussetzungen für eine gute Eltern-Kind-Bindung stammen aus der eigenen Entwicklung.

Um die Entwicklungsthemen der Eltern parallel zum Baby zu aktivieren und zu stärken, haben wir für sie auch Angebote zusammengestellt. Gemäß dem in Japan geltenden Motto *„Wenn Du das Baby stärken willst, stärke zuerst seine Mutter und seinen Vater".*

> Die Voraussetzungen für eine gute Eltern-Kind-Bindung stammen aus der eigenen Entwicklung.

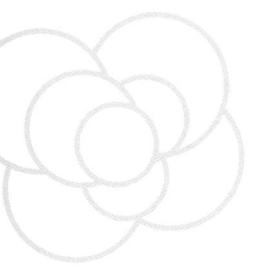

Chancen von Baby-Shiatsu

Mit Baby-Shiatsu können Eltern ihr Kind von Anfang an liebevoll begleiten und die Bindung zum Kind festigen. Die sanfte und klar strukturierte Behandlung geht auf die Bedürfnisse und Wünsche der Kleinsten ein. Inzwischen hat die Wissenschaft zeigen können, dass Babys und Kinder besonders gut auf achtsamen Druck reagieren.

Der klare bestimmte Druck ermöglicht es dem Baby oder Kind, seine eigenen Grenzen zu spüren und sich dadurch im eigenen Körper zuhause zu fühlen. Aus dieser Sicherheit heraus kann es dann die noch fremde Welt erforschen. *Eltern sind immer wieder erstaunt, wie sehr ihr Baby diese Art von Berührung liebt und auch eine bestimmte Druckstärke einfordert.*

Die Techniken und Anregungen unterstützen das Baby, alle Potentiale zu entfalten und sich gesund und altersgerecht zu entwickeln. Fühlt es sich sicher, geborgen, geliebt und wahrgenommen, steht das Kind auf einem stabilen Fundament. Baby-Shiatsu unterstützt das Kind auch darin, Reize besser zu verarbeiten: eine wichtige Fähigkeit für das spätere Leben, um sich selbst zu regulieren und zur Ruhe kommen zu können.

Auch bei Befindlichkeitsstörungen kann die Behandlungsmethode eine Hilfe sein. Oft genügen kleine Anregungen, um den Prozess einer Selbstregulation in Gang zu setzen – etwa wenn das Baby nicht gut schläft, unruhig ist oder Bauchweh hat.

Beim Baby-Shiatsu wird aber auch die ganze Familie unterstützt: Erwachsene bekommen in diesem Buch Tipps für den richtigen Umgang mit dem Kind – beispielsweise wie sie es hochheben, wickeln und tragen. Zudem haben wir für Mütter, Väter und Geschwister Techniken zusammengestellt, die sie in der ersten Zeit mit dem Baby stärken.

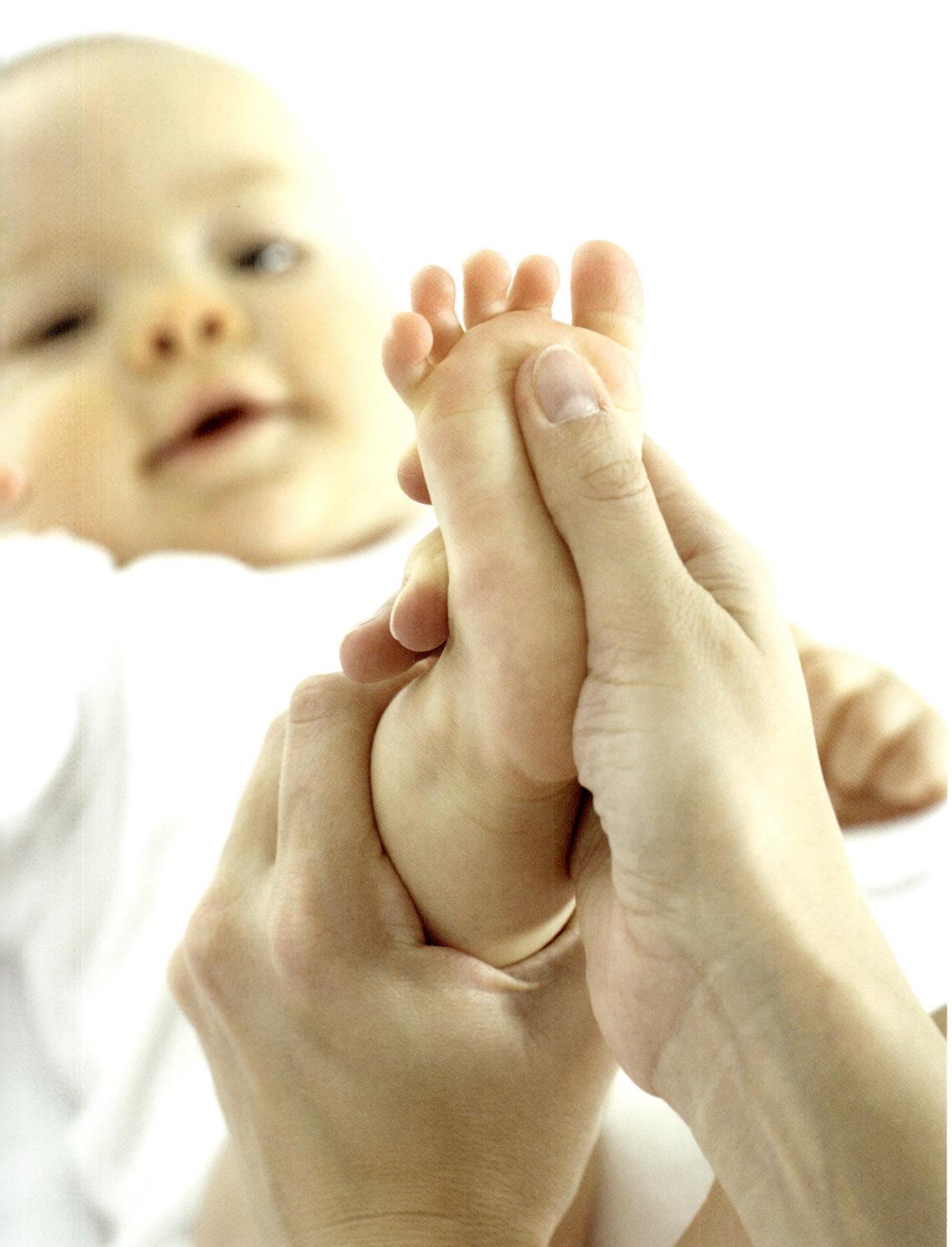

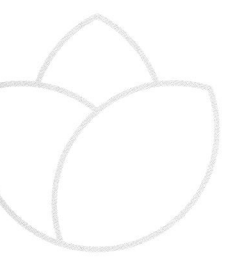

Grenzen von Baby-Shiatsu

In Japan setzen Mütter die Shiatsu-Techniken – etwa für eine gesunde Entwicklung, ein starkes Immunsystem und eine gute Verdauung – seit vielen Jahrzehnten ein. Die Großmutter gab das Erfahrungswissen an die Tochter weiter und die Tochter an ihre Tochter. Niemand zweifelt im fernen Osten an der Wirksamkeit.

Aus westlicher Sicht fehlen für Baby-Shiatsu im Ganzen noch Wirkungsnachweise. Nur einige der Techniken, etwa wie die Kinder berührt, gelagert und bewegt werden, finden sich bei westlichen anerkannten Behandlungsmethoden für Kinder wieder.

Dass Baby-Shiatsu den Säuglingen guttut, steht aber auch jetzt schon außer Frage. Wie sehr die Babys die Behandlungen genießen und welche Fortschritte sie machen, erleben Karin Kalbantner-Wernicke, die vielen Shiatsu-Praktiker und die Eltern, die Säuglinge mit Baby-Shiatsu verwöhnen, Tag für Tag.

Ist das Baby krank oder fühlt es sich nicht wohl, sollten Sie mit ihm immer einen Kinderarzt aufsuchen. Fragen Sie ihn, ob sie Baby-Shiatsu begleitend anwenden dürfen oder ob die Techniken im Falle der entsprechenden Erkrankung nicht geeignet sind.

> Dass Baby-Shiatsu den Säuglingen guttut, steht aber auch jetzt schon außer Frage.

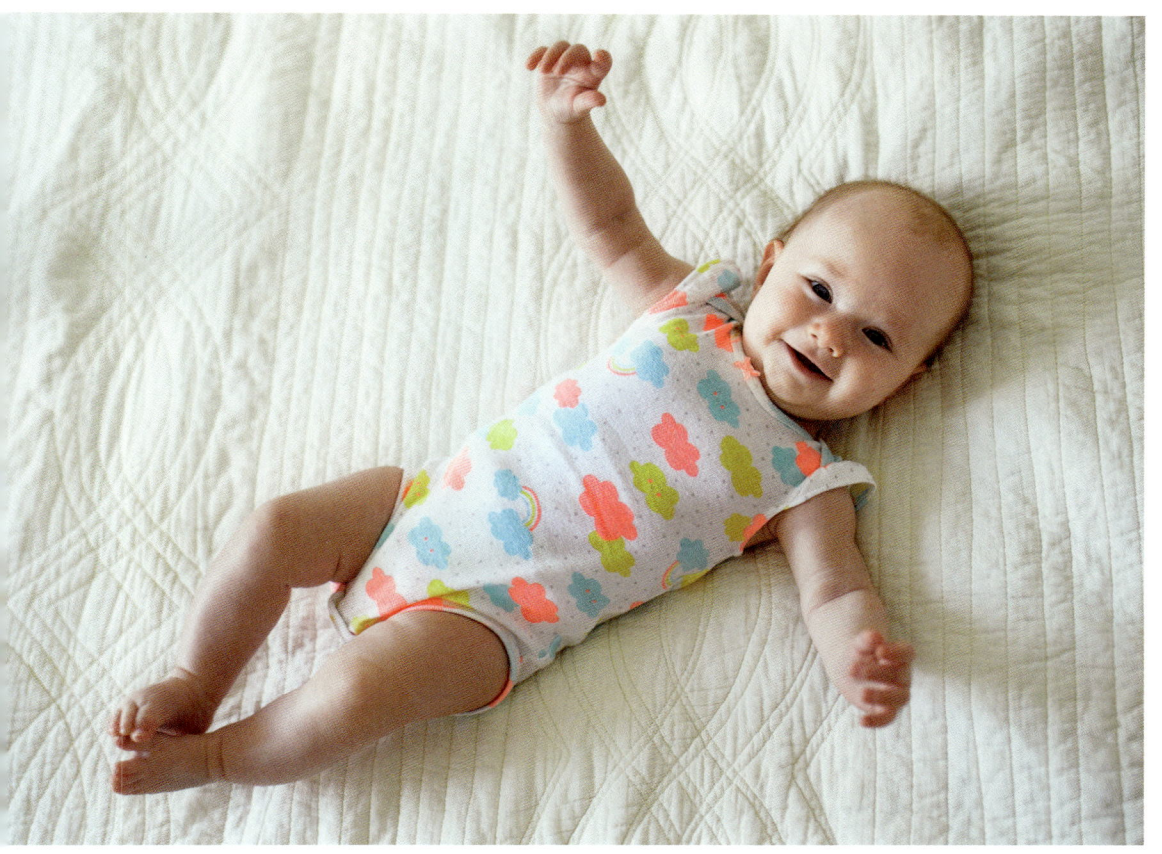

Ein guter Zeitpunkt für die Behandlung

Das Kind sollte gesund, satt und frisch gewickelt sein, wenn Sie mit der Behandlung starten. Lockern Sie am besten ein wenig die Windel und ziehen Sie Ihrem Schatz einen Body oder einen bequemen Strampler an, bei dem die Füßchen frei sind. Verwöhnen Sie Ihr Kind am besten immer zur gleichen Tageszeit mit Shiatsu – etwa am Vormittag nach dem Wickeln oder am Abend, bevor Sie es ins Bett bringen. So weiß es nach ein paar Shiatsu-Behandlungen schon genau, was auf es zukommt, und kann sich darauf freuen.

> Das Kind sollte gesund, satt und frisch gewickelt sein, wenn Sie mit der Behandlung starten.

Was Sie bereitlegen sollten

Als Unterlage für das Kind und sich benötigen Sie eine Matte oder eine dick gefaltete Decke. Sie sollten die Möglichkeit haben, sich bequem anzulehnen, etwa an die Couch oder mit einem dicken Kissen oder einem Sitzball an die Wand.

Wer jüngere Babys behandelt, kann sich auch in einen gemütlichen Sessel mit Fußschemel setzen. Legen Sie sich am besten ein großes Handtuch oder eine Decke über den Schoß, so dass es Ihr Kleines kuschelig hat.

Ein Spielzeug kann für manche Übungen hilfreich sein – etwa ein Greifring oder ein Püppchen. Das Kind sollte das Spielzeug aber nicht gleich sehen, sonst ist es sofort abgelenkt.

Für die Shiatsu-Behandlung sind weder Musik noch Duftlampen nötig. Auch ätherische Öle sollten Sie nicht verwenden. Setzen Sie statt Musik lieber Ihre eigene Stimme ein. So können Sie mit dem Baby prima Kontakt aufnehmen. Falls Sie sich nicht mehr an Kinderreime oder -lieder erinnern, finden Sie im Internet jede Menge Anregungen.

Als Unterlage für das Kind und sich benötigen Sie eine Matte oder eine dick gefaltete Decke

Wie lange behandeln?

Eine Shiatsu-Einheit sollte immer nur so lange dauern, wie sich das Baby wohlfühlt. Am Anfang und für sehr kleine Babys sind fünf oder zehn Minuten völlig ausreichend. Kennt das Kind den Ablauf, ist es bei der Sache und hat es Spaß, spricht auch nichts gegen eine gute halbe Stunde Baby-Shiatsu. Das Kind gibt die Dauer der Behandlung vor.

Pausen fürs Baby

Kinder zeigen durch ihr Verhalten, wenn sie genug von der Behandlung haben und eine Pause brauchen. Benötigt das Baby einen Moment zum Verarbeiten der vielen Eindrücke, so meidet es den Blickkontakt zu Ihnen. Und das ist ein ganz wichtiger Moment, damit diese neuen Eindrücke auf der Hirn-Ebene verarbeitet werden können.

In so einem Fall lassen Sie die Hände ruhig liegen. Gönnen Sie dem Baby so lange eine Pause, bis es durch seinen Blickkontakt zeigt, dass es weitergehen kann.

> Benötigt das Baby einen Moment zum Verarbeiten der vielen Eindrücke, so meidet es den Blickkontakt zu Ihnen.

Weitere Zeichen, die nach einer Pause oder Ruhe verlangen, können sein:

> *Das Baby zieht seine Arme oder Beine weg, wenn Sie sie berühren.*
> *Es fängt an zu quengeln.*
> *Die Atmung beschleunigt sich.*
> *Das Kind baut eine Spannung auf.*
> *Das Kleine versteift sich.*
> *Das Baby wird blass oder bekommt einen roten Kopf.*
> *Hände und Füße des Säuglings werden schwitzig.*
> *Das Baby hat plötzlich Schluckauf.*
> *Das Kind fängt an zu weinen.*

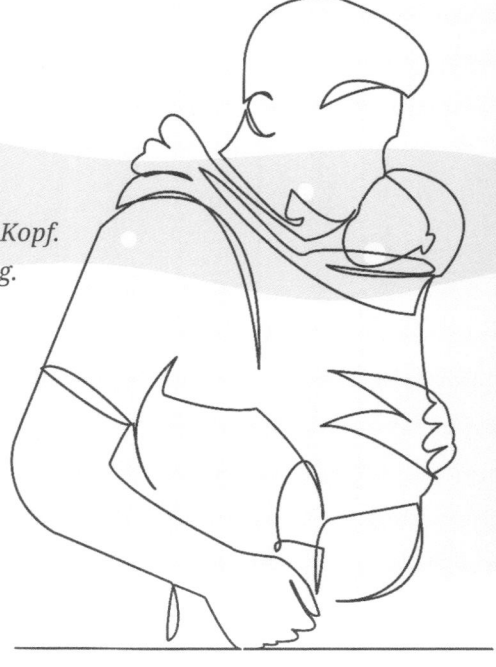

Entspannt in die Praxis

Nehmen Sie sich einen Moment Zeit, Ihr eigenes Befinden zu spüren, bevor Sie mit der Behandlung beginnen. Ist Ihr eigenes Ki in Balance, überträgt sich das auch auf Ihr Kind. Suchen Sie sich eine ruhige Ecke in der Wohnung. Der Raum sollte angenehm warm, ruhig und gemütlich sein. Grelles Licht etwa lenkt ab. Wichtig für die Behandlung ist, dass Ihre Hände schön warm sind. Legen Sie Uhr und Ringe ab, um Verletzungen zu vermeiden. Auch ist es besser, stark duftende Handcremes zu vermeiden. Gerade sehr empfindliche Babys kann das ablenken oder irritieren.

Spüren Sie nun den Kontakt zu Ihrem eigenen Körper und Atem. Lösen Sie sich von bestimmten Vorstellungen, wie die Behandlung sein sollte, sowohl in Bezug auf Ablauf als auch auf die Dauer. Jeder einzelne Moment, den Sie gemeinsam mit Baby oder/und Partner genießen, ist kostbar und stärkt die Bindung zwischen Ihnen.

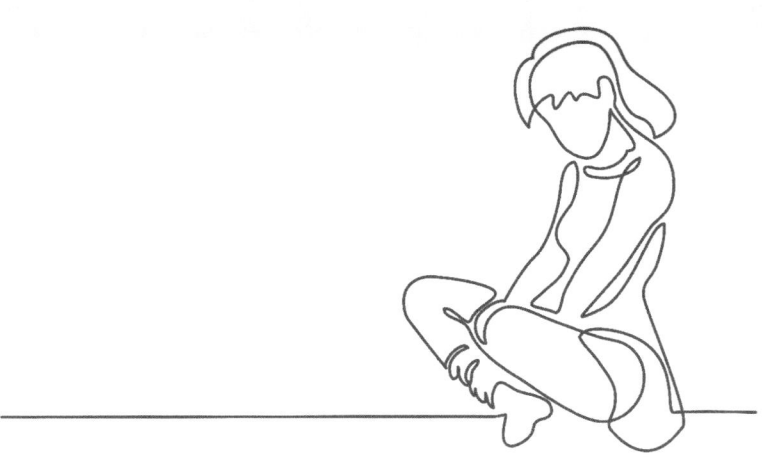

Blick nach JAPAN

Hundetag: Beten für eine sichere Geburt

In Japan beten viele schwangere Frauen im fünften Monat, am sogenannten Hundetag, für eine sichere Geburt. Der Tag heißt so, weil Hunde für ihre zahlreichen und problemlosen Geburten bekannt sind. Bei einem Schreinbesuch wird der Schwangeren eine traditionelle Leibbinde umgebunden. Sie trägt sie während der Schwangerschaft, um den Bauch zu stützen und um sich sicherer zu fühlen. Nach der Geburt soll diese Bandage helfen, schnell wieder zurück zur alten Form zu finden.

Den traditionelle Bauchwickel „sarashi" trugen werdende Mütter früher ab der 16. Schwangerschaftswoche. Er wurde meist von einem Familienmitglied das erste Mal umgelegt und damit die Schwangerschaft öffentlich bekannt gegeben. Vielen Japanerinnen ist das Wickeln heute zu aufwendig, daher gibt es vorgefertigte Bandagen.

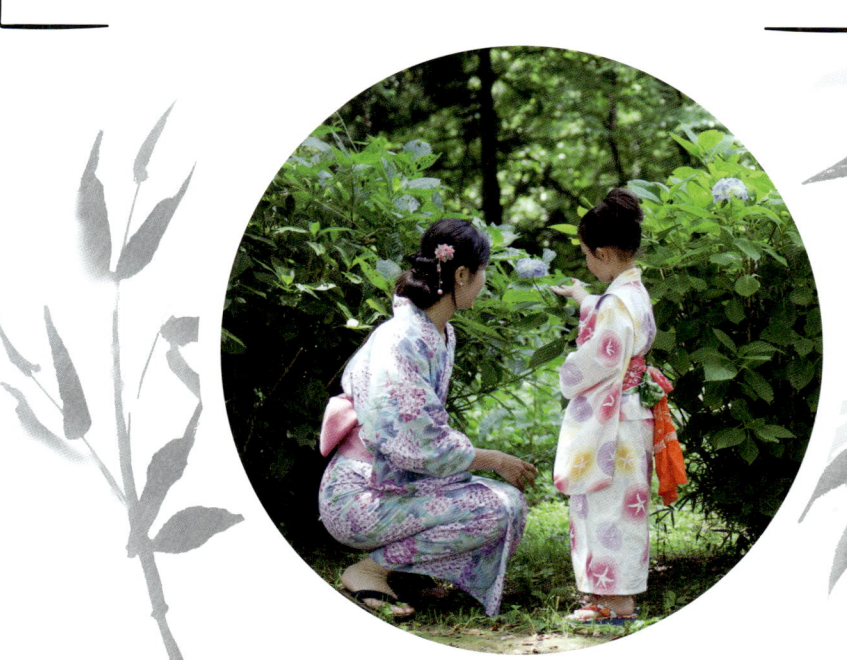

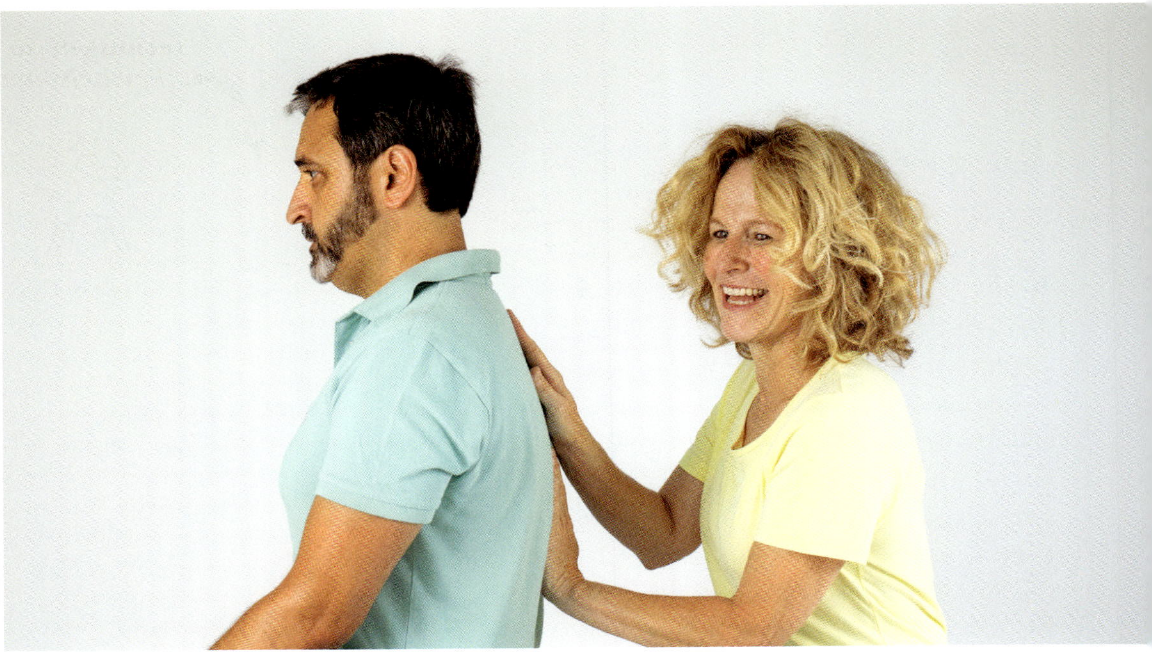

Shiatsu kennenlernen

Im Shiatsu wird mit verschiedenen Drucktechniken gearbeitet. Ein Shiatsu-Profi übt mit Handflächen, Fingern und sogar mit Ellbogen und Knien sanften, achtsamen Druck aus. Wer gerade erst beginnt, sich mit der Methode zu beschäftigen, sollte es bei den Übungen belassen, die leicht erlernbar sind und in diesem Buch vorgestellt werden.

> Beim Shiatsu geht es um viel mehr als nur um eine Technik.

Beim Shiatsu geht es um viel mehr als nur um eine Technik. Die nonverbale Kommunikation zwischen zwei Menschen tut nicht nur demjenigen gut, der behandelt wird, sondern auch demjenigen, der behandelt. Probieren Sie es doch einmal aus!

Damit Sie ein Gefühl dafür bekommen, gibt es hier ein paar Kostproben. Sie können alleine üben oder Ihrem Partner, Ihrer Partnerin, einem Freund oder einer Freundin die wohltuende Wirkung von Shiatsu zukommen lassen.

Einstimmen

Entwickeln Sie für sich ein kleines Ritual, bevor Sie richtig beginnen. Legen Sie zum Beispiel Ihre Hände auf Ihren Unterbauch, auf Ihre Mitte oder das „Hara", wie die Japaner sagen. Atmen Sie mit geschlossenen Augen mehrere Atemzüge in Ihren Bauch. Spüren Sie, wie Ihr Atem fließt, und nehmen Sie Ihre Mitte wahr.

Das bringt es: *Sie entspannen sich, kommen zur Ruhe und können sich besser auf die kommenden Übungen einlassen. Die Übung tut auch im Alltag einfach mal zwischendurch gut, wenn Sie eine Prise Gelassenheit brauchen.*

Techniken für Erwachsene

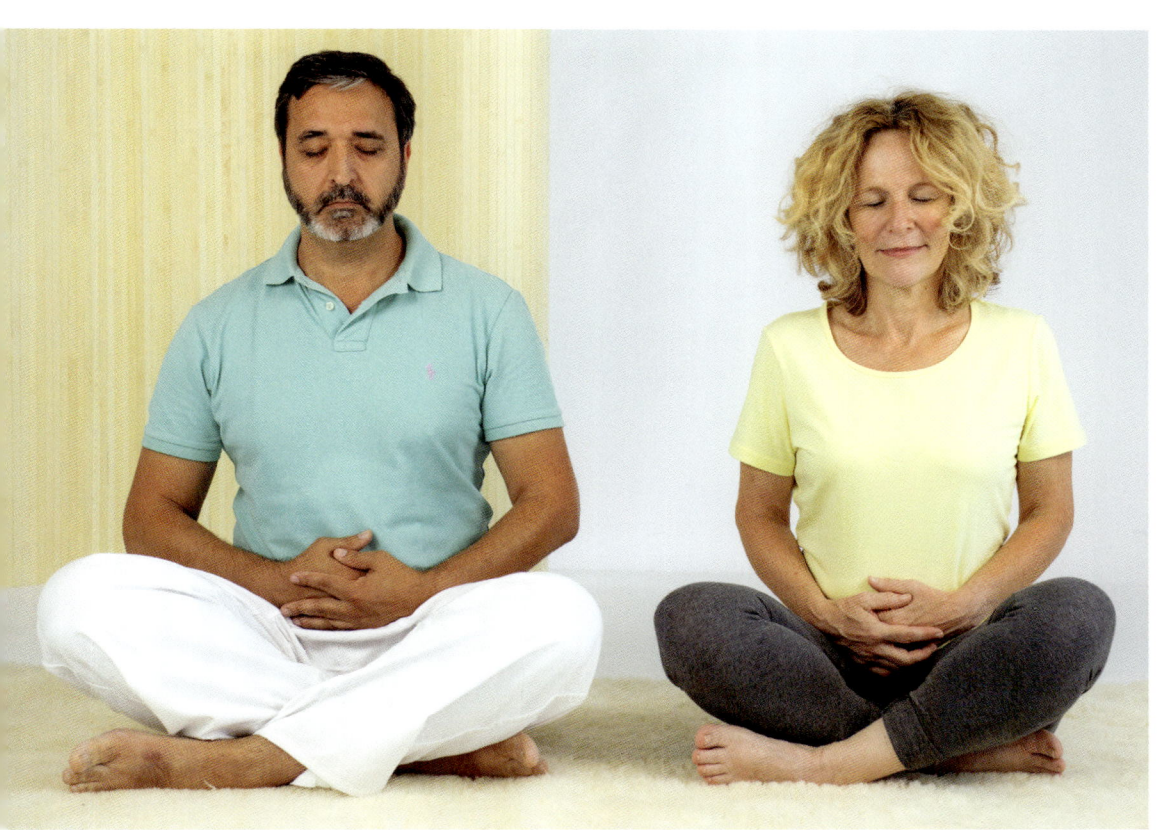

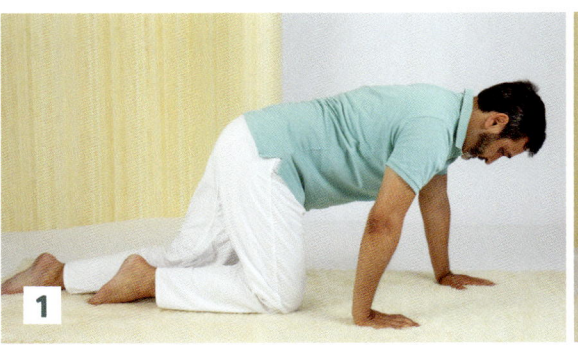 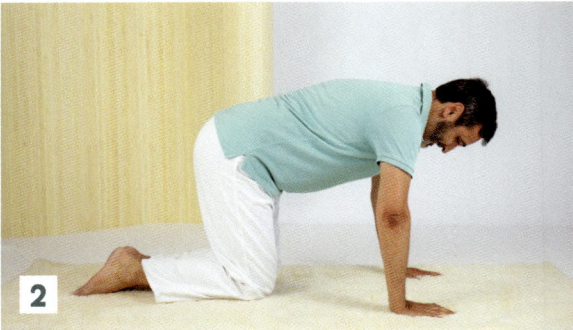

1 Wieder Kind werden

Sobald Ihr Baby krabbelt, ist das eine wunderbare Übung für Sie und das Baby. Probieren Sie aber auch schon einmal vorher aus, sich auf allen Vieren auf den Boden zu stellen und zu krabbeln. Ihr Kind kann zum Beispiel auf einer Decke neben Ihnen liegen. Krabbeln ist übrigens der neue Fitnesstrend aus den USA.

Das bringt es: *Die wechselnde Druckerfahrung auf Hände und Knie hat große Bedeutung für die Tiefenwahrnehmung. Zudem entlasten Sie Ihren Rücken. Ihr gesamter Bewegungsapparat wird gestärkt. Die Bedeutung des Krabbelns in der kindlichen Entwicklung beschreiben wir näher im Kapitel 3.*

2 Einen Rhythmus finden

Stellen Sie sich wieder auf alle Viere, als wollten Sie anfangen zu krabbeln. Bleiben Sie jetzt aber in dieser Position. Das Gewicht Ihres Körpers ruht gleichmäßig verteilt auf Knien und Händen. Spüren Sie den Druck, den Sie so auf den Boden ausüben?

Verlagern Sie nun Ihr Körpergewicht mit der Ausatmung nach vorne auf Ihre beiden Arme und spüren Sie, wie sich der Druck unter Ihren Handflächen verstärkt. Bei der Einatmung bewegen Sie sich wieder etwas nach hinten und der Druck unter Ihren Händen verringert sich. Probieren Sie das einige Male aus, um einen gleichmäßigen Rhythmus zu finden.

Das bringt es: *Ihre Körperhaltung wird gestärkt. Sie ist im Shiatsu von großer Bedeutung.*

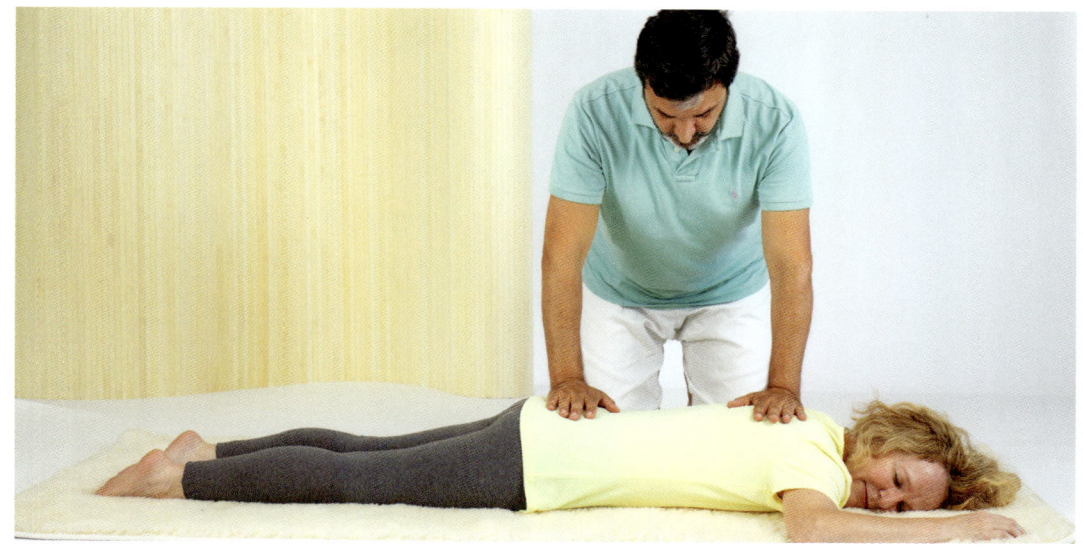

Hat das gut geklappt? Dann können Sie folgende Techniken an Ihrer Partnerin, Ihrem Partner oder an einem dicken, festen Kissen auf dem Boden üben:

Entspannen

Setzen Sie sich zum Einstimmen bequem vor Ihre Partnerin oder Ihren Partner, die/der vor Ihnen auf dem Bauch liegt. Gehen Sie nun in den Vierfüßlerstand. Legen Sie eine Hand auf das Kreuzbein, die andere zwischen die Schulterblätter. Beide Hände weisen mit den Fingerspitzen von Ihnen weg. Achten Sie auf den Atemrhythmus des Partners. Versuchen Sie nun einen gemeinsamen Atemrhythmus zu finden.

Gelingt das, verlagern Sie Ihr Gewicht in dem Moment, in dem Ihr Partner ausatmet, nach vorne zwischen Ihre gestreckten Arme. Bitte achten Sie darauf: Nicht drücken, nur nach vorne lehnen!

Während des Einatmens verlagern Sie Ihr Gewicht wieder langsam nach hinten. So wird der von Ihnen ausgeübte Druck erst stärker und dann wieder schwächer.

<u>Das bringt es:</u> *Der Atemrhythmus des Partners wird sich dem wechselnden Druck anpassen. Diese Übung unterstützt den Atem und verhilft zu einer wohligen Entspannung.*

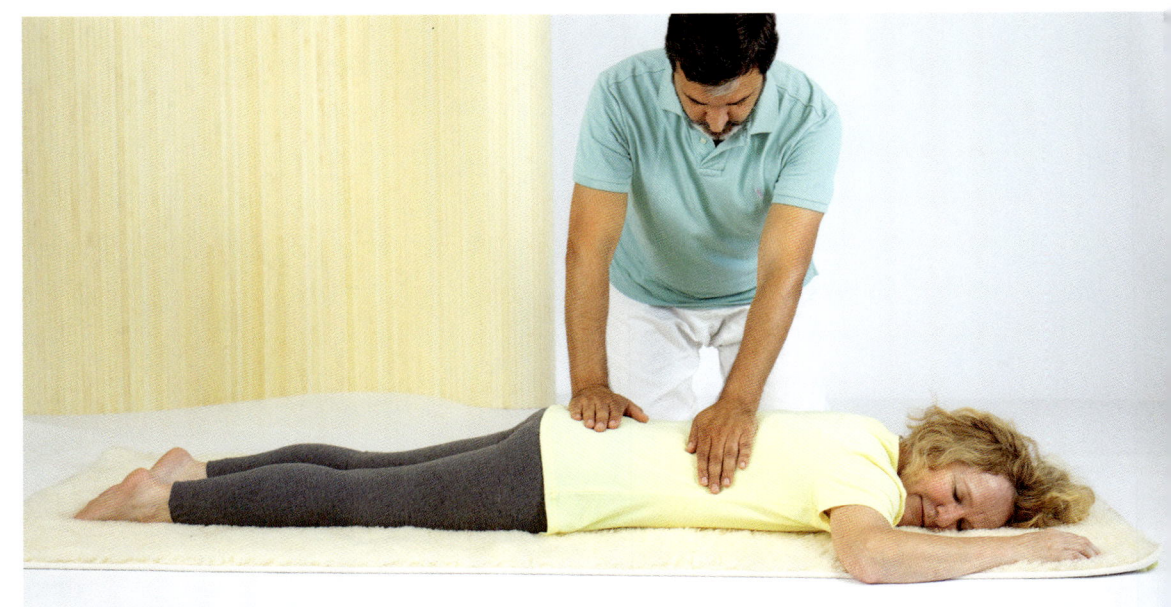

Den Rücken stärken

Hat die vorherige Übung gut geklappt, können Sie mit diesem Schritt fortfahren: Der Vollhanddruck fördert die allgemeine Entspannung. In Ihrer Ausgangsposition, dem Vierfüßlerstand, liegt eine Hand auf dem Kreuzbein des Partners, während die andere Hand zwischen den Schulterblättern ruht. Achten Sie auf den Atemrhythmus Ihres Partners. Atmet Ihr Partner ein, versetzen Sie die zwischen den Schulterblättern ruhende Hand auf den Muskelstrang, der links der Wirbelsäule verläuft. Hier liegt der Blasenmeridian. Während der Partner ausatmet, verlagern Sie Ihr Gewicht nach vorne und lassen den Druck des Handballens mit den leicht aufgelegten Fingern gleichmäßig stärker werden. So führen Sie in kleinen Schritten von Höhe der Schulterblätter in Richtung Becken etwa sechs bis acht Mal einen Handballendruck aus. Ein Mal wiederholen. Dann behandeln sie genauso den Muskelstrang der rechten Rückenhälfte.

<u>Das bringt es:</u> Stärkt und entspannt den Rücken und verbessert die Aufrichtung.

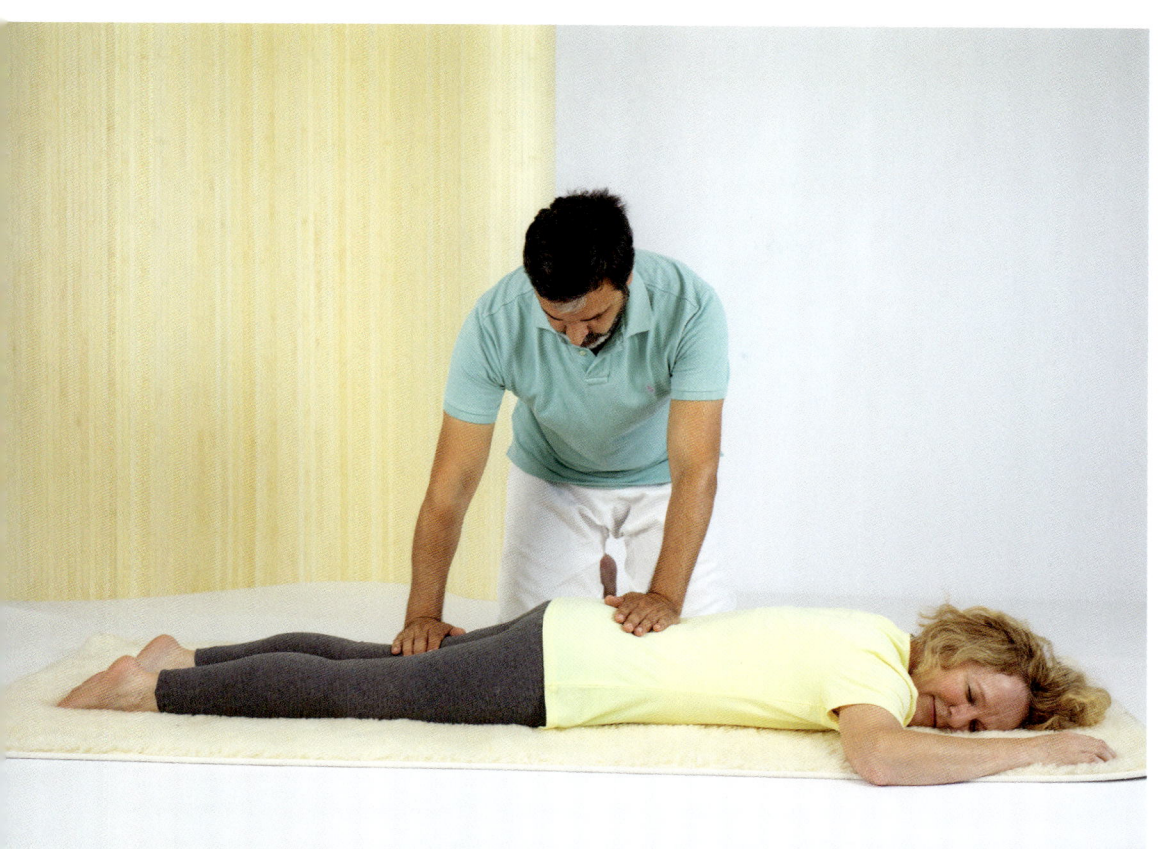

Die Beine verwöhnen

Eine Hand ruht flächig auf dem Kreuzbein. Die andere wandert mit etwas Handballendruck die Beinrückseite herunter. Auch hier gilt: Beim Einatmen Handposition ändern – beim Ausatmen den Druck stärker werden lassen. Sparen Sie die Kniekehlen aus (meist schmerzempfindlich). Arbeiten Sie sich so bis zum Fuß vor und wiederholen Sie die Übung noch ein Mal. Anschließend ist das andere Bein an der Reihe.

<u>Das bringt es:</u> *Der Blasenmeridian wird aktiviert. Die Beine fühlen sich leichter an. Wenn Sie nun in den Spiegel schauen, wirken Sie vielleicht plötzlich größer als vorher. Das kommt von der mühelosen aufrechten Haltung.*

Völlig relaxt

Sie stehen am Fußende Ihres Partners. Vorsichtig stellen Sie sich mit Ihren beiden Fersen auf sein Fußgewölbe. Achten Sie darauf, dass Ihr Körpergewicht nur den weichen Teil der Fußsohle belastet. Heben Sie die Füße mit der Einatmung minimal an, mit der Ausatmung belasten Sie sie wieder.

Das bringt es: *Diese Technik entspannt den gesamten Körper. Ganz besonders den Rücken, gerade wenn Ihnen die Zeit für eine Rückenbehandlung fehlt, ist diese Technik eine wunderbare Alternative*

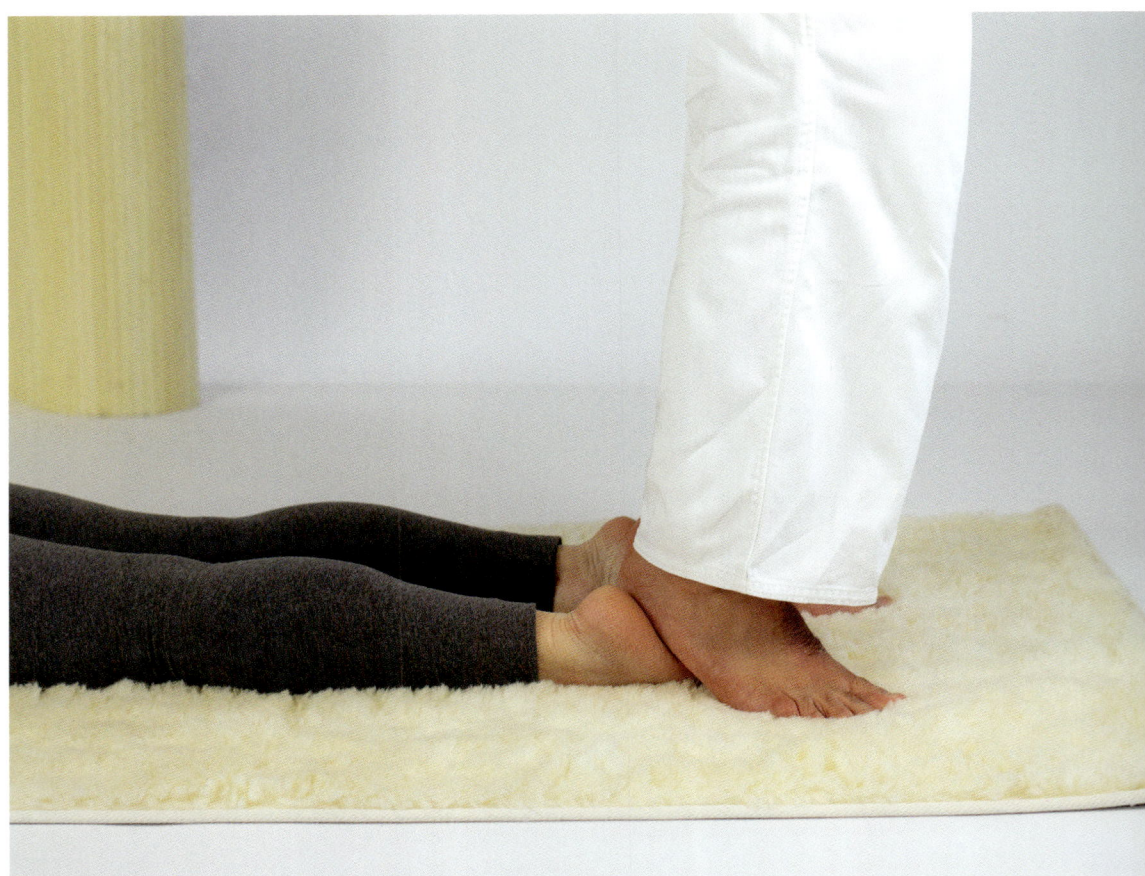

Und, hat es Ihnen Spaß gemacht? Jetzt haben Sie schon ein paar Shiatsu-Drucktechniken kennengelernt. Gar nicht so schwer, oder? Und was empfindet Ihr Partner? Fühlt er sich frisch und entspannt? Dann haben Sie alles richtig gemacht.

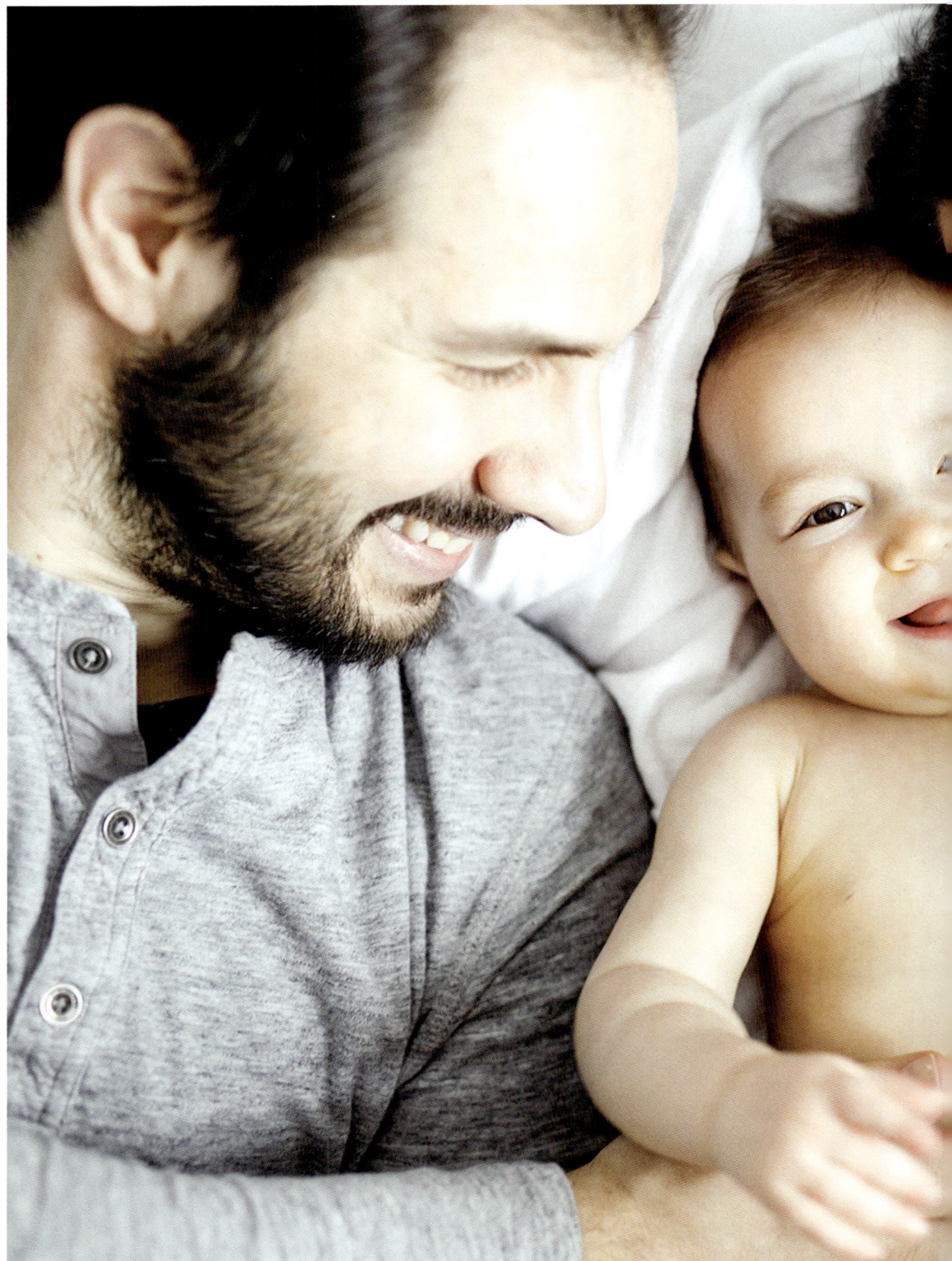

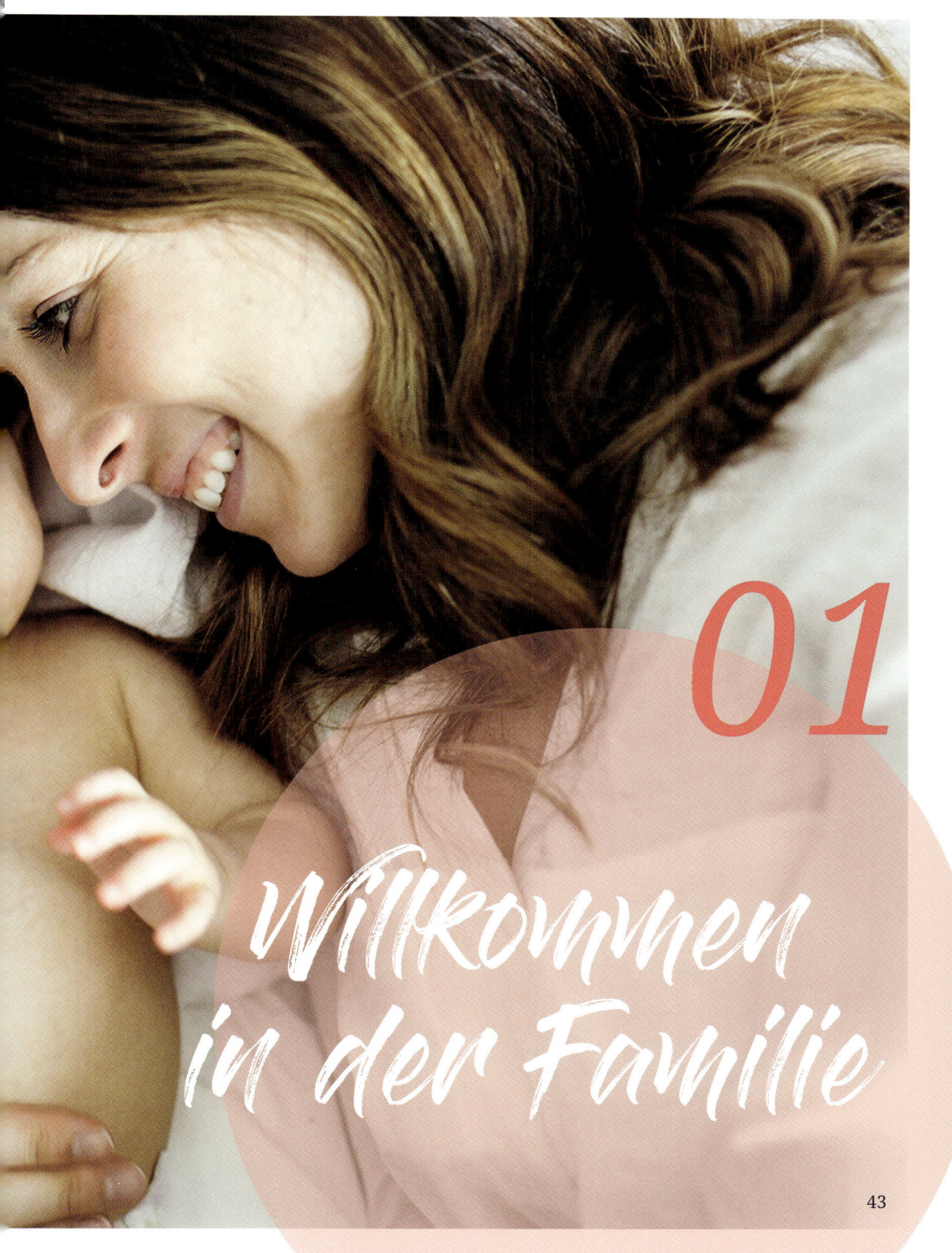

Willkommen in der Familie

Stellen Sie sich mal vor, Ihr Baby ist 40 Wochen lang im Bauch der Mutter – im warmen Fruchtwasser, in der Fruchtblase, dicht umschlossen von der Gebärmutter und von den Organen der Mama. Es wird rund um die Uhr an jeder Stelle seines kleinen Körpers berührt. In den ersten Monaten ist der Druck noch ganz sanft. Doch je mehr das Baby wächst, desto größer wird er. Das Ungeborene hat es gemütlich, fühlt sich sicher und geborgen. Irgendwann geht die Zeit in Mamas Bauch zu Ende. Die Geburt ist ein Schock für das Baby. Auf einmal ist es auf der Welt: ohne diese vollkommene Nähe, ohne automatisch die Körpertemperatur der Mutter zu haben, ohne Schwerelosigkeit.

Das Neugeborene ist anfangs völlig überfordert, gestresst – und noch nicht in der Lage, seine Gefühle zu regulieren: Hunger, Durst, Angst, Müdigkeit, Neugierde, Aufregung. Für all diese Empfindungen braucht das Baby einen anderen Menschen, der ihm dabei hilft, sie zu sortieren und zu befriedigen. Eltern lernen mit der Zeit, die Signale ihres Kindes zu deuten und dann angemessen darauf zu reagieren. Je nach Bedarf füttern oder wickeln sie es. Oft braucht das Baby aber auch einfach nur Zuwendung, Körperkontakt, Streicheleinheiten.

Die Berührungen haben eine unglaubliche Kraft, helfen dem Baby, sich auch außerhalb des Mutterleibs geborgen zu fühlen. Bei liebevollem Körperkontakt schüttet das Gehirn verschiedene Stoffe aus: zum Beispiel das Kuschelhormon *Oxytocin* oder das Wohlfühlhormon *Serotonin*. Gleichzeitig sorgen andere Vorgänge im Körper dafür, dass weniger von dem Stresshormon *Cortisol* in den Umlauf kommt. Dadurch ist das Baby weniger ängstlich und spürt mögliche Schmerzen wie Bauchweh nicht so stark. Es fühlt sich glücklicher und selbstbewusster. Es atmet ruhiger und kann sich entspannen. In diesem Zustand fällt es ihm natürlich viel leichter, Tag für Tag Neues dazuzulernen und sich Stück für Stück besser in der Welt zurecht zu finden. Langsam lernt das Baby jetzt auch, die Zeichen seiner Eltern zu verstehen.

Der Säugling sucht schon kurz nach der Geburt aktiv die Nähe zu seinen Eltern, nuckelt an der Brust der Mutter und kuschelt sich an. Neugeborene haben das Bedürfnis, sich zu binden. Kümmern sich Mutter und Vater liebevoll um den Nachwuchs, entwickelt sich ein enges Band zwischen Eltern und Baby, das es für einen sicheren Start in die Welt braucht. Das Band entsteht nicht auf Knopfdruck. Wissenschaftler gehen heute davon aus, dass ein Kind seine entscheidenden Bindungsmuster im ersten Lebensjahr aufbaut und dann bis zum 3. Geburtstag weiter verfestigt.

Aus östlicher Sicht sind die beiden Steuermeridiane Konzeptions- und Gouverneursgefäß – die auch schon beim Geburtsvorgang stimuliert werden – in dieser ersten Zeit besonders wichtig. Das Konzeptionsgefäß verläuft in der Mitte der Vorderseite des Körpers, das Gouverneursgefäß in der Mitte des Rückens entlang der Wirbelsäule. Das Konzeptionsgefäß sorgt für die Bindung zwischen Mutter und Kind. Das Gouverneursgefäß dagegen lässt den Säugling die Abnabelung gut überstehen und spielt später auch beim Selbstständigwerden eine große Rolle. Schon jetzt, in der frühen Kindheit – das ist aus östlicher und westlicher Sicht unumstritten – werden die Bindungs- und die Beziehungsfähigkeit angelegt.

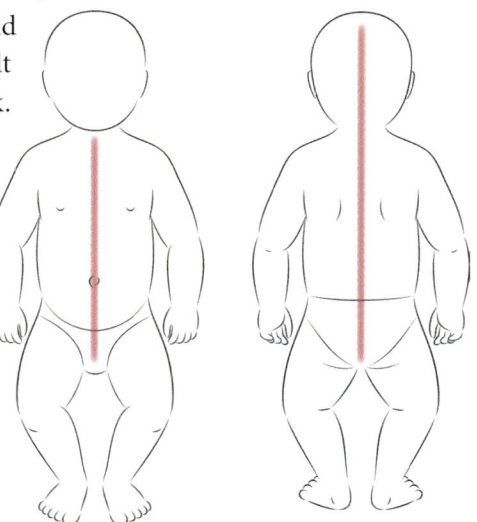

Meridiane für die Bindung:
Das Konzeptionsgefäß verläuft in der Mitte der Körpervorderseite, das Gouverneursgefäß in der Mitte des Rückens entlang der Wirbelsäule. Das Konzeptionsgefäß sorgt für die Bindung zwischen Mutter und Kind. Das Gouverneursgefäß spielt beim Selbstständigwerden eine große Rolle.

Willkommen in der Familie

Ohne Berührung ist der Aufbau der ersten Bindung zwischen Eltern und Kind nicht möglich. Es kommt natürlich auch auf die Art und Qualität des Körperkontaktes an. Oft mögen Babys einen gezielten, eher festen Druck lieber als ein sanftes Streicheln oder gar Kitzeln. Baby-Shiatsu kann mit seinen Techniken dazu beitragen, dass die Bindung gestärkt wird.

Auch kann es Frühchen oder Kaiserschnittbabys eine Extraportion Zuwendung und Liebe geben, die sie ganz besonders brauchen. Ihnen fehlt die Erfahrung, aus eigener Kraft den Weg in diese Welt geschafft zu haben. Der sanfte Druck des Baby-Shiatsu kann dem Nervensystem helfen, in einer anderen Form diese Erfahrung zu machen.

Außerdem leiden Mütter oft darunter, dass sie ihr Kind auf dem Weg ins Leben durch eine natürliche Geburt nicht unterstützen konnten. Auch ihnen tut eine Shiatsu-Behandlung gut.

Kinder mit positiven Bindungserfahrungen sind später oft stressresistenter, konfliktfähiger und ausgeglichener als Kinder, die als Babys keinen guten Start hatten.

Kinder mit positiven Bindungserfahrungen sind später oft stressresistenter, konfliktfähiger und ausgeglichener als Kinder, die als Babys keinen guten Start hatten. Eine sichere Bindung ist die Basis, um angstfrei Schritt für Schritt die Welt zu entdecken und zu erobern.

Blick nach JAPAN

Nabelschnur in der Box

In Japan ist es Tradition, dass die Mutter des Babys die abgefallene getrocknete Nabelschnur in einer winzigen Kiste aufbewahrt. Dies soll für eine besonders gute, lebenslange Bindung zwischen Mutter und Kind sorgen. Das Kästchen besteht aus dem Holz des Blauglockenbaumes Paulownia. Krankenhäuser geben der Mutter die Box meist samt Nabelschnur als Glücksbringer mit nach Hause. Wenn die Mutter stirbt, wird die kleine Kiste samt Nabelschnur mit in den Sarg gelegt. Das bedeutet, dass das Kind ein Teil von ihr bleibt. Früher nahmen Väter die Box mit der Nabelschnur als Talisman mit auf Reisen.

IN DIE PRAXIS
Gerade zu Beginn seines Lebens hat das Baby intensiven körperlichen Kontakt zu seinen Eltern, ebenso wie diese auch einen innigen Kontakt zu ihm haben.

Techniken für Erwachsene

Geht es der Mutter gut, wirkt sich das unmittelbar auf das Baby aus. Die Mutter erinnert sich während der Schwangerschaft und während und nach der Geburt verstärkt an frühe Erfahrungen. Das gilt, wenn auch etwas abgemildert, ebenso für Väter. Somit können im Alltag in bestimmten Situationen sowohl aufbauende als auch belastende Erfahrungen wachgerufen werden. Mit folgenden Techniken können sich junge Eltern gegenseitig darin unterstützen, mit dieser neuen Rolle besser zurechtzukommen und ihre Stärken zu festigen.

Diese Übungssequenz ist für die neue kleine Familie. Sie ist in verschiedenen Kombinationen möglich. Klassischerweise behandelt der Vater die Mutter und das Baby. Aber natürlich kann auch die Mutter den Vater und das Baby verwöhnen. Um die Bindung zwischen einem etwas älteren Geschwisterkind und dem Neuankömmling zu stärken, können auch Bruder oder Schwester mit Baby behandelt werden. Die Übungen helfen dem Säugling anzukommen und sich wohl zu fühlen in der Welt. Sie sollen aber auch die Verbindungen in der ganzen Familie stärken und das Gefühl „Wir gehören zusammen!" vermitteln.

> Mit folgenden Techniken können sich junge Eltern gegenseitig darin unterstützen, mit ihrer neuen Rolle besser zurechtzukommen und ihre Stärken zu festigen.

Willkommen in der Familie

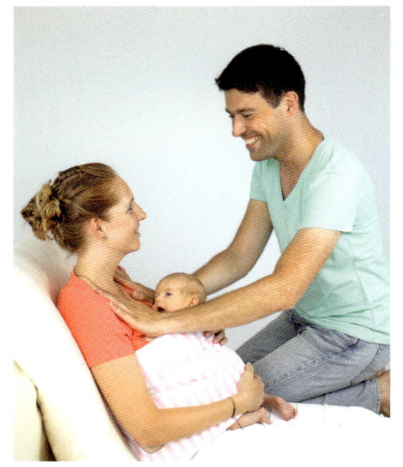

Ganz nah

Mutter oder Vater sitzen bequem angelehnt am Boden auf einer Matte. Am besten Sie legen eine Rolle unter die Knie. Das ist bequemer. Das Baby liegt in Bauchlage auf dem Oberkörper. Ein weiches Tuch bzw. eine Decke ist eng um beide geschlungen.

Das bringt es: *Das Baby fühlt sich geborgen wie im Bauch der Mutter. Mutter oder Vater genießen das Neugeborene ganz nah bei sich.*

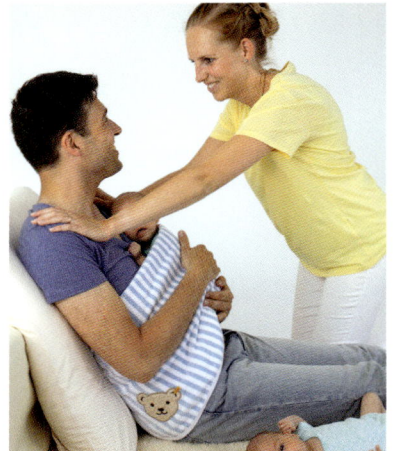

Wir sind jetzt eine Familie

Ein Partner berührt mit seinen Handballen bei dem anderen sanft den Bereich unterhalb des Schlüsselbeins und lässt die Hände dort ein bis zwei Minuten ruhen.

Das bringt es: *Die Übung heißt das Baby willkommen. Sie wirkt sich auch positiv auf die Atmung des Erwachsenen aus. Dies wiederum beeinflusst die Atmung des Babys. Es atmet ruhiger.*

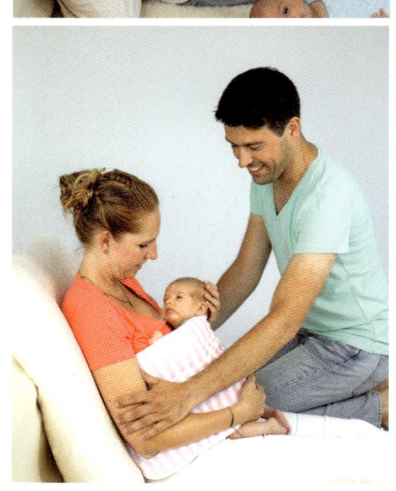

Die Mitte finden

Wandern Sie mit dem Druck der gesamten Handflächen auf der Vorderseite beider Arme gleichzeitig von oben nach unten. Achtung: Nicht mit den Daumen nach hinten greifen.

Das bringt es: *Diese Übung wirkt sich positiv auf die Verdauung und Atmung aus. Sie unterstützt außerdem das Finden der Mitte.*

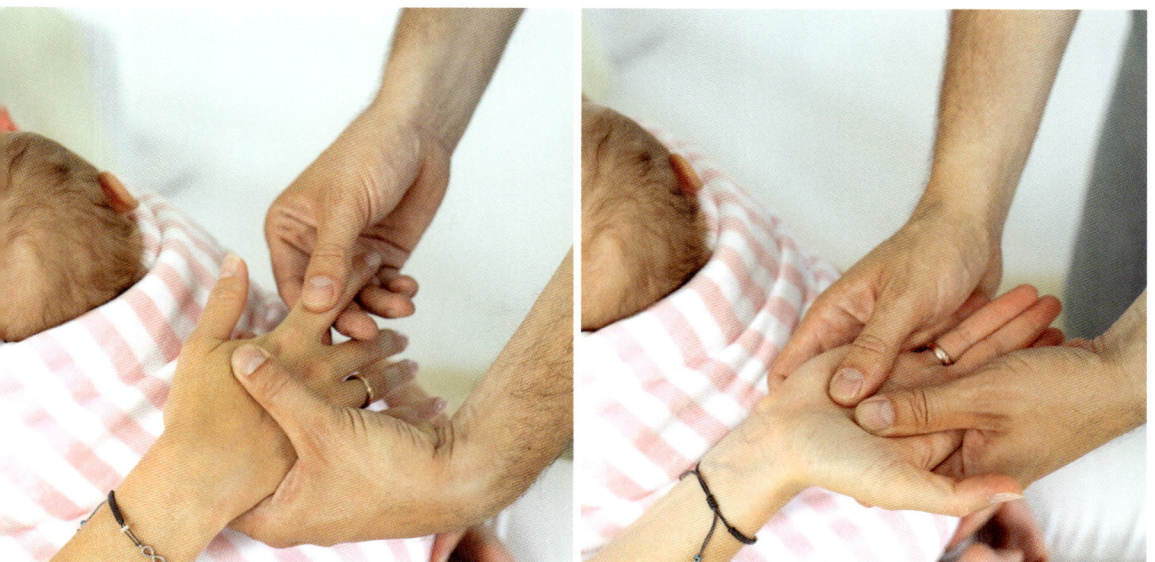

Das Immunsystem stärken

Umfassen Sie eine Hand des Partners/der Partnerin. Greifen Sie mit Daumen und Zeigefinger von oben und unten auf das Fingergrundgelenk des Daumens. Hier beginnend, arbeiten Sie sich mit sanftem Druck bis zu der Daumenspitze vor – aber nicht bis auf den Nagel. Kurzer sanfter Druck, ein kleines Stück weiter, wieder ein kurzer leichter Druck bis zum Endglied des Daumens.

Führen Sie jetzt einen deutlichen kurzen Druck von oben und unten auf die „Schwimmhaut" zwischen Daumen und Zeigefinger aus. Bitte nicht ziehen.

Verwöhnen Sie die anderen Finger der Hand genauso. Immer bevor sie zum nächsten wechseln, drücken Sie die „Schwimmhaut". Jetzt ist die andere Hand dran.

<u>Das bringt es:</u> *Nach der Theorie der Japaner regt die Behandlung der Finger die inneren Organe an, sie stärkt das Immunsystem und steigert das allgemeine Wohlbefinden. Zudem wirkt die Übung entspannend auf die Halswirbelsäule.*

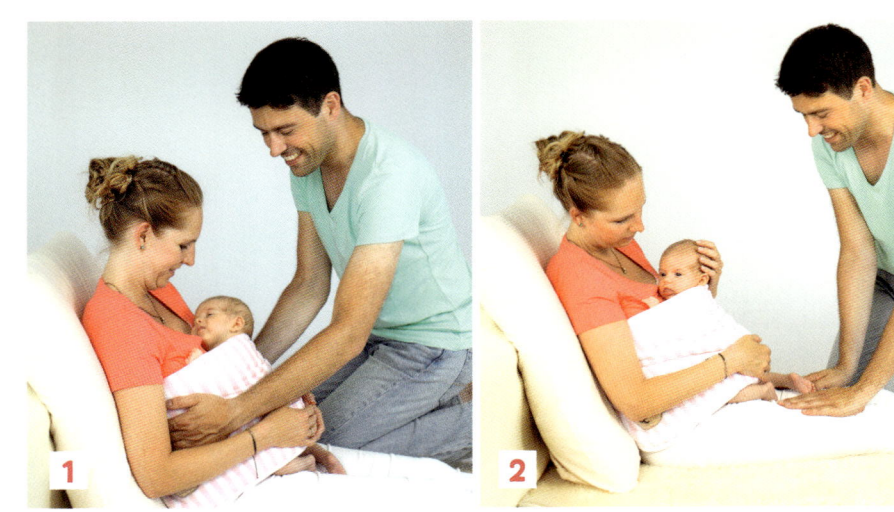

1 Grenzen wahrnehmen

Üben Sie mit flachen Händen einen leichten Druck seitlich des Rumpfes aus. So geben Sie dem Partner ein Gefühl für die seitliche Begrenzung. Arbeiten Sie sich langsam vom Bereich unterhalb der Achselhöhle bis zur Hüfte vor. Halten Sie diese dann rechts und links für einige Atemzüge.

Das bringt es: Die Technik wirkt entspannend und wohltuend. Nach der Geburt haben Mütter meist ein anderes Körpergefühl. Dieser Druck hilft, sich wieder wohl zu fühlen in der eigenen Haut und die Grenzen des Körpers zu spüren. Außerdem unterstützt sie die Rückbildung.

2 Geborgenheit spüren

Arbeiten Sie sich mit flachen Händen – die Finger sollten dabei geschlossen sein – auf der Vorderseite beider Oberschenkel gleichzeitig weiter runter bis zu den Füßen. Wiederholen Sie die Übung.

Das bringt es: Gemeinsam mit der Behandlung der Arme unterstützt diese Technik das Finden der eigenen Mitte. Zudem vermittelt sie ein Gefühl von Geborgenheit und Nähe.

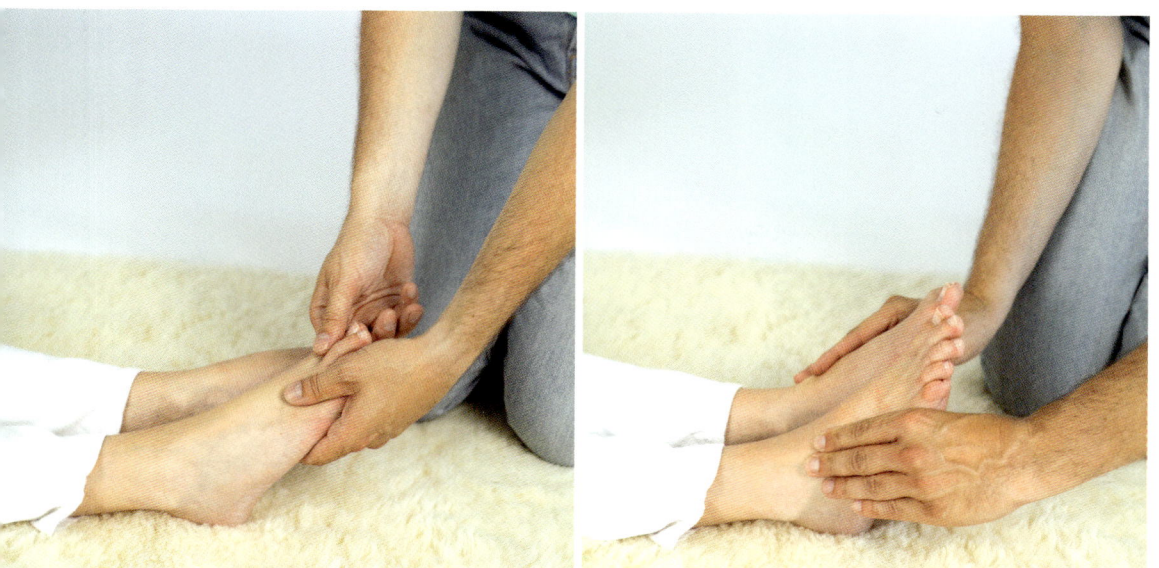

Entspannen

Jetzt sind die Füße dran. Behandeln Sie zunächst, am großen Zeh beginnend, jeden Zeh einzeln. Beginnen Sie am Grundgelenk und arbeiten Sie sich in drei Schritten zur Zehenspitze vor. Jetzt die Schwimmhaut drücken, dann ist der nächste Zeh dran. Und dann die Zehen des anderen Fußes. Malen Sie nun mit dem Daumen in die Mitte der Fußsohle einen Kreis. Er darf mal ein bisschen größer und dann wieder ein bisschen kleiner werden. Der Druck sollte ruhig etwas fester sein, sonst kitzelt es. Zum Schluss halten Sie für einen Moment mit sanftem Druck die Vertiefung in der Mitte der Fußsohle.

Das bringt es: Die Behandlung der Füße wirkt sehr entspannend. Und schenkt Kraft für den anstrengenden Alltag mit dem Neugeborenen. Nach östlicher Vorstellung kann man mit der Fußbehandlung den ganzen Organismus stärken. Drückt man den Akupunkturpunkt „Sprudelnder Quell" auf der Fußsohle, wirkt das belebend, ohne unruhig zu machen.

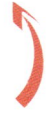

Drückt man den Akupunkturpunkt „Sprudelnder Quell" auf der Fußsohle, wirkt das belebend, ohne unruhig zu machen.

Willkommen in der Familie

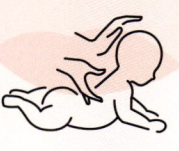

Techniken für Kinder

BABY-GLÜCKSGRIFFE

Nun liegt die Aufmerksamkeit ganz allein bei Ihrem Baby. Die folgenden Techniken können Sie schon kurz nach der Geburt ausprobieren.

Rückhalt schenken

Legen Sie das Baby auf den Bauch und wandern Sie mit sanftem flächigen Druck der Hand auf der Wirbelsäule von oben nach unten. Dabei üben Sie einen leichten Zug in Richtung der Füße aus.

<u>Das bringt es</u>: Wirkt beruhigend und hilft dem Kind, sich wohlzufühlen. Außerdem gewöhnt sich das Baby an die Bauchlage.

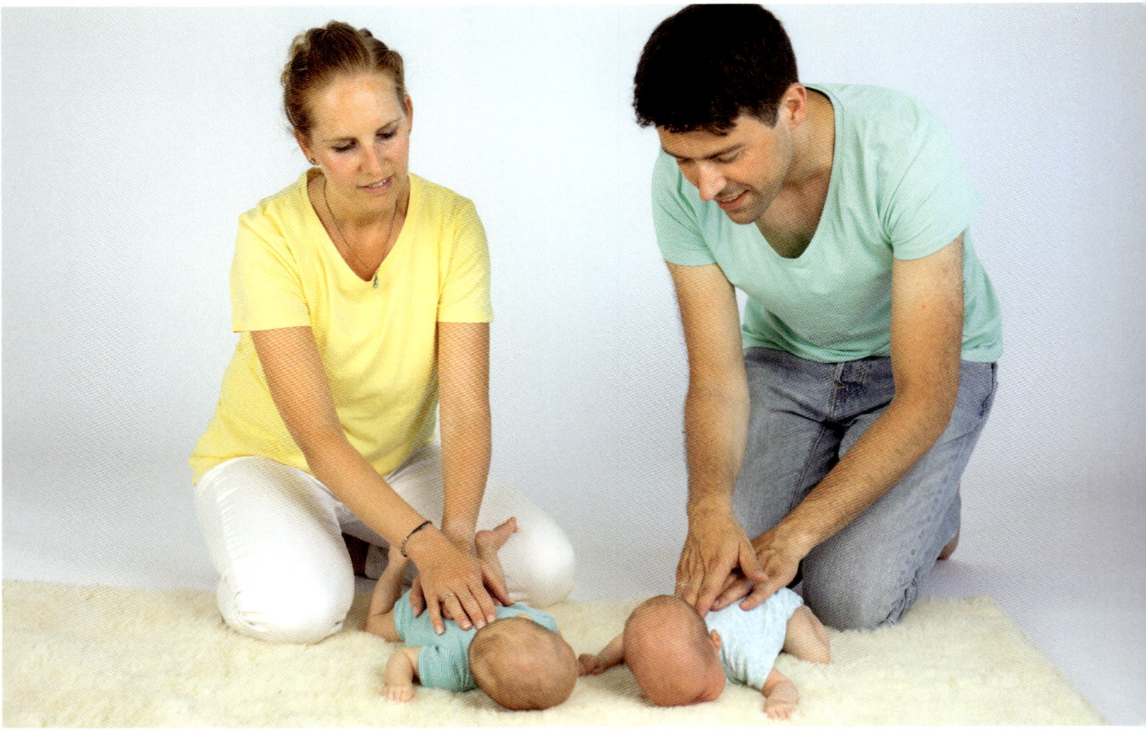

Ausgeglichenheit fördern

Legen Sie Ihr Baby auf die Seite. Mit zwei Fingerspitzen streichen Sie mit sanftem Druck vom Steißbein auf der Wirbelsäule nach oben bis zum Nacken. Anschließend arbeiten Sie sich über den Kopf und die Nase bis zur Oberlippe vor. Das Ganze wiederholen Sie zwei bis drei Mal. Danach vorne vom Schambein nach oben bis zur Unterlippe streichen. Ebenfalls zwei bis drei Mal wiederholen. Die Wirkung können Sie noch steigern, wenn Sie die Vorder- und die Rückseite gleichzeitig behandeln.

Das bringt es: Unterstützt die Eigenregulation und den Spannungsausgleich. Müde Babys werden munterer, unruhige werden ausgeglichener. Hilft, das Einschlafen zu erleichtern. Die beiden hier stimulierten Meridiane Gouverneurs- und Konzeptionsgefäß, die in der vorderen und hinteren Mittellinie verlaufen, sind wichtig für die Bindung.

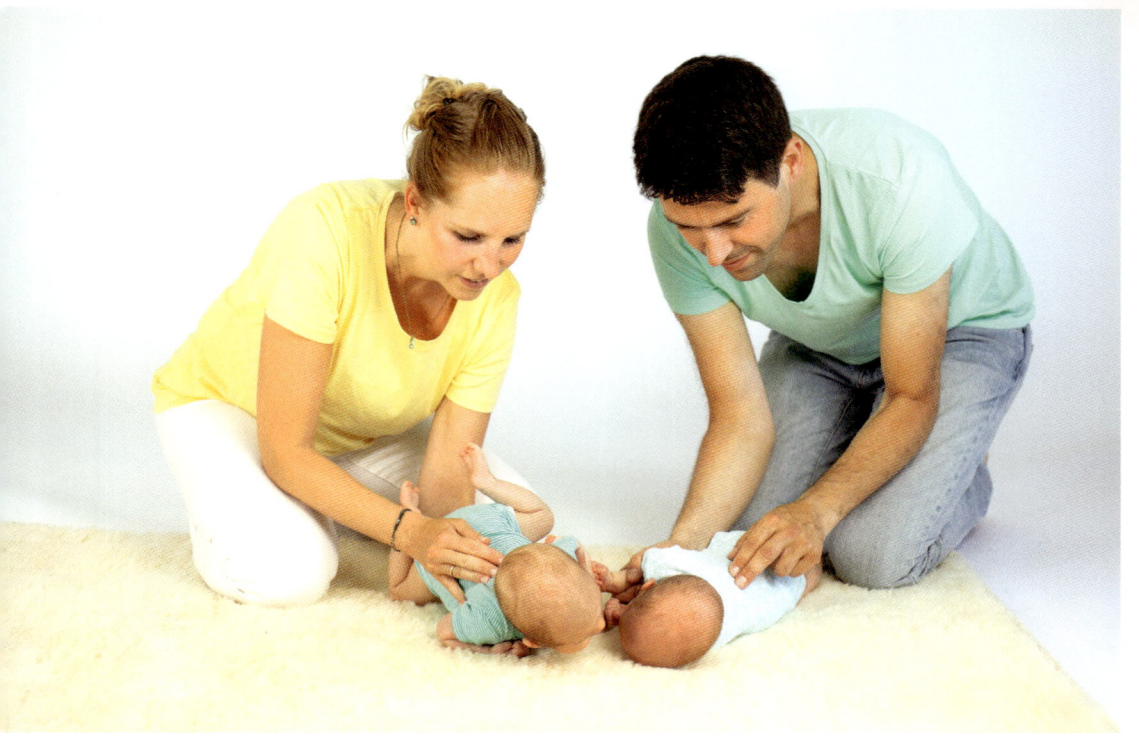

Techniken für Kinder

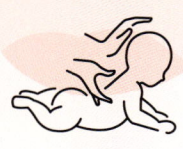

STREICHELMEDIZIN
Manchmal helfen schon wenige Handgriffe, um Wehwehchen zu lindern. In dieser Rubrik finden Sie in jedem Kapitel Techniken, die Babys bei häufigen Beschwerden unterstützen.

Zur Ruhe kommen

Das Kind liegt auf dem Rücken. Legen Sie eine Hand unter das Becken und eine Hand ruht sanft auf dem Bauch – bis es schön warm wird. Wenn es dem Baby gefällt, können Sie es auch ganz leicht schaukeln. Finden Sie den Rhythmus, der Ihrem Kind zusagt.

<u>Das bringt es</u>: Diese Technik hilft dem Baby, in seinem Körper anzukommen und Ruhe zu finden.

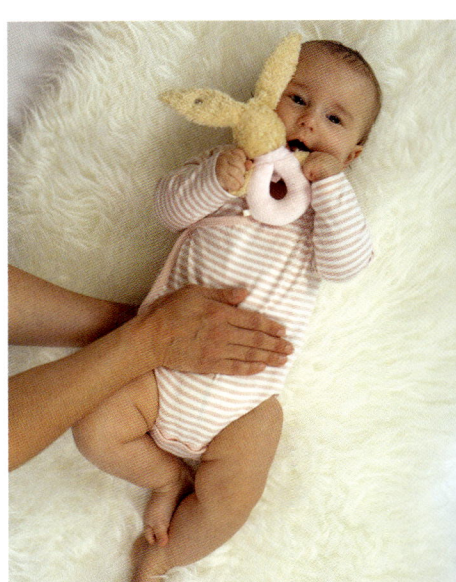

Für einen guten Schlaf

Legen Sie Ihr Baby nun behutsam flach auf den Rücken. Mit Daumen und Zeigefinger halten Sie die Punkte rechts und links der Nasenwurzel. Mit der anderen Hand streichen Sie eine Minute lang im Uhrzeigersinn über den unteren Bauch.

<u>Das bringt es</u>: Der Griff hilft beim Einschlafen.

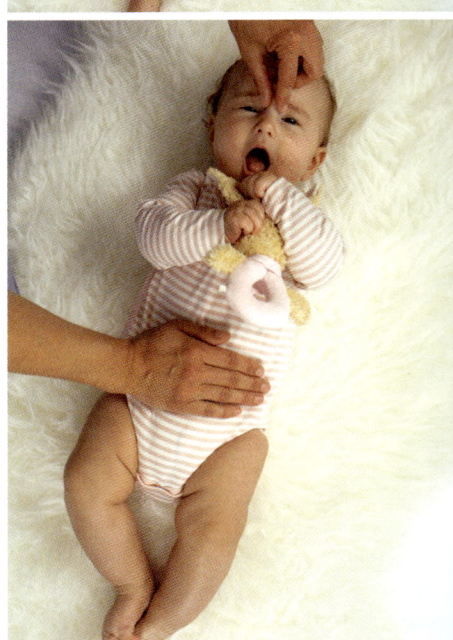

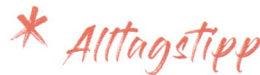

* Alltagstipp

In dieser Rubrik lernen Sie zum Beispiel, wie Sie Ihr Kind am besten tragen, halten und hochheben. So können Sie seine Haltung und seine Bewegungen optimal unterstützen und ihm Sicherheit vermitteln. Führen Sie alle Techniken langsam und fließend durch. Ihr Baby sollte jeden Handgriff im wahrsten Sinne des Wortes erfahren können. Nur so kann das Nervensystem die Bewegungen verarbeiten.

Baby aus der Rückenlage richtig hochheben

Sprechen Sie Ihr Baby immer an, bevor Sie es hochheben. Schon nach wenigen Tagen können Sie beobachten, dass es sich darauf einstellt und sich auf die Bewegung vorbereitet. Sie können zum Beispiel sagen: „Mein Schatz, ich nehme dich jetzt hoch." Dabei nehmen Sie Blickkontakt zu ihm auf.

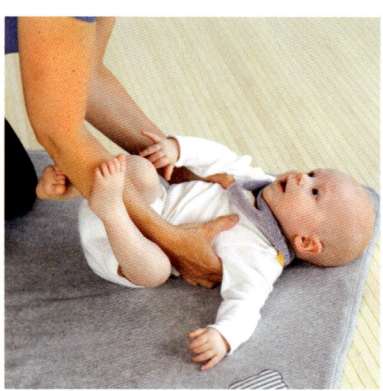

Legen Sie Ihre Hände links und rechts flächig unter die Schulterblätter Ihres auf dem Rücken liegenden Babys, wobei Sie mit den Daumen unter dem Arm des Babys hindurch auf die Brust fassen.

Drehen Sie Ihr Baby dann auf die Seite. Nun können Sie das Baby über die Seite hochheben. Ihr Baby ist in der Lage bei diesem schrägen Aufnehmen seinen Kopf selbst zu kontrollieren. Nur bei geradem Hochnehmen und Hinlegen wird der Kopf unkontrolliert nach vorne oder hinten fallen.

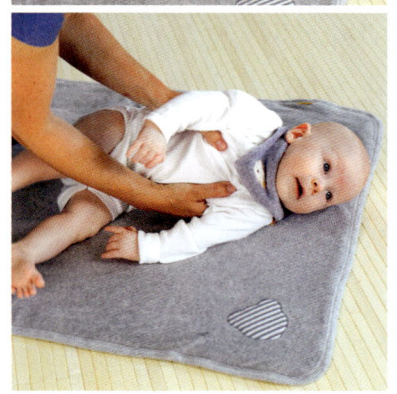

Beim Hinlegen umgekehrt, das Baby schräg über die Seite auf die Unterlage legen und dann auf den Rücken drehen. Halten Sie Ihr Baby beim Hochnehmen immer so nah wie möglich am Körper. Und achten Sie darauf, beide Körperseiten Ihres Kindes zu unterstützen, indem Sie es abwechselnd über die linke und über die rechte Seite hochnehmen. Hat Ihr Kind eine „Lieblingsseite", ist es natürlich hilfreich, gerade die „unbeliebte" Körperseite stärker anzuregen.

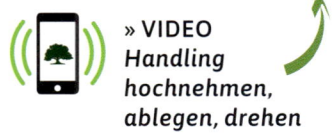

» VIDEO Handling hochnehmen, ablegen, drehen

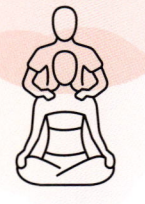

Techniken für Erwachsene

STARKE ELTERN
Diese Übungssequenz unterstützt nach fernöstlicher Vorstellung den Ki-Fluss in den beiden für die Bindung so wichtigen Meridianen Konzeptions- und Gouverneursgefäß.

1 Katzenbuckel für Anfänger

Nehmen Sie die Vierfüßler-Position ein. Achten Sie darauf, dass sich Ihre Hände unter den Schultern und Ihre Knie unter Ihrer Hüfte befinden. Ihr Baby kann dabeisein und vor Ihnen zwischen Ihren Armen auf dem Boden liegen.

Mit der Einatmung machen Sie ein Hohlkreuz und richten den Blick nach oben, mit der Ausatmung machen Sie einen Katzenbuckel und schauen nach unten zu Ihrem Baby. Mehrere Male wiederholen.

Das bringt es: Mit dieser Übung aktivieren Sie das Gouverneurs- und das Konzeptionsgefäß, die vorn und hinten in der Mittellinie des Körpers verlaufen. Damit können Sie die Bindung zwischen Ihnen und Ihrem Kind stärken. Die Übung hilft Ihnen außerdem, wieder in Ihre Mitte zu kommen, und verbessert Ihre Haltung.

2 Katzenbuckel für Flexible

Wiederholen Sie die Übung und beugen Sie sich ein wenig zu jeder Seite.

Das bringt es: Die Wirbelsäule wird auch seitlich gedehnt. Die einseitige Haltung während des Stillens kann zu einem verspannten Rücken führen. Das wirkt ihm entgegen.

3 Katzenbuckel für Fortgeschrittene

Bleiben Sie im Vierfüßler-Stand und legen Sie nun die Unterarme auf dem Boden ab. Dadurch kommen Sie mit dem Kopf etwas tiefer. Wiederholen Sie aus dieser Ausgangsstellung die erste Übung.

Das bringt es: Nun dehnt sich die Wirbelsäule noch mehr, die Schulterblätter werden beweglicher.

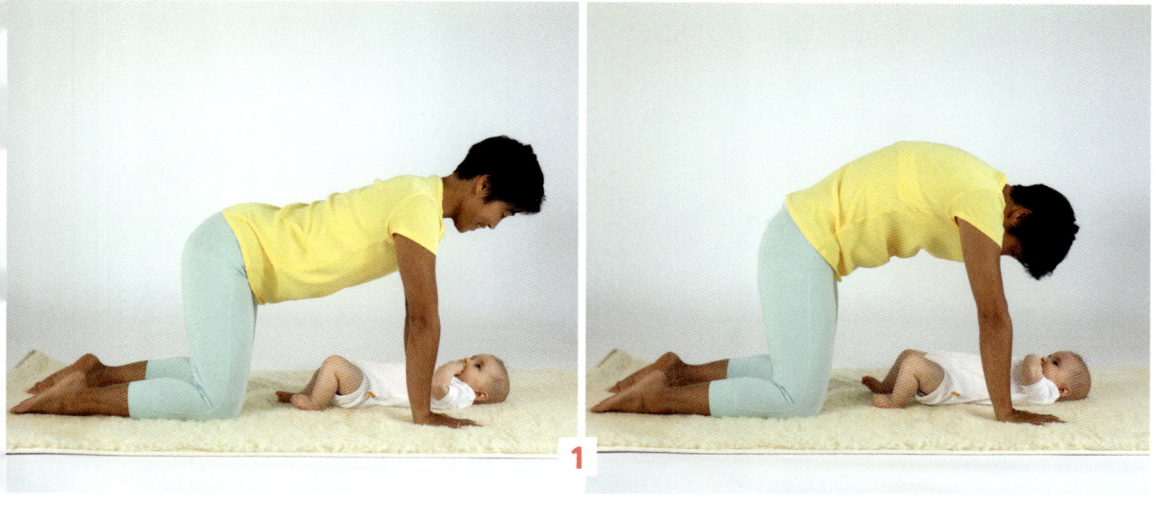

1

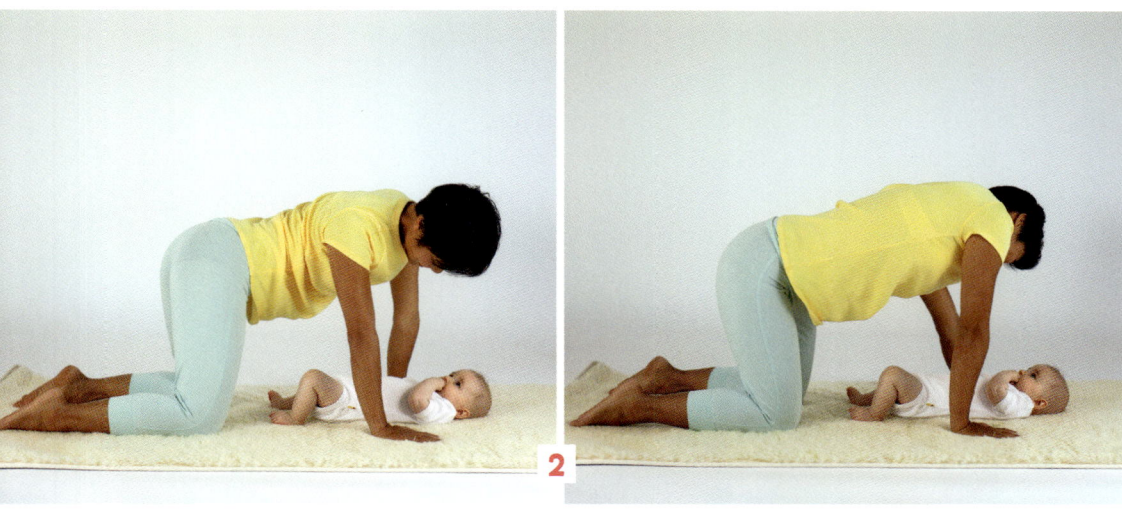

2

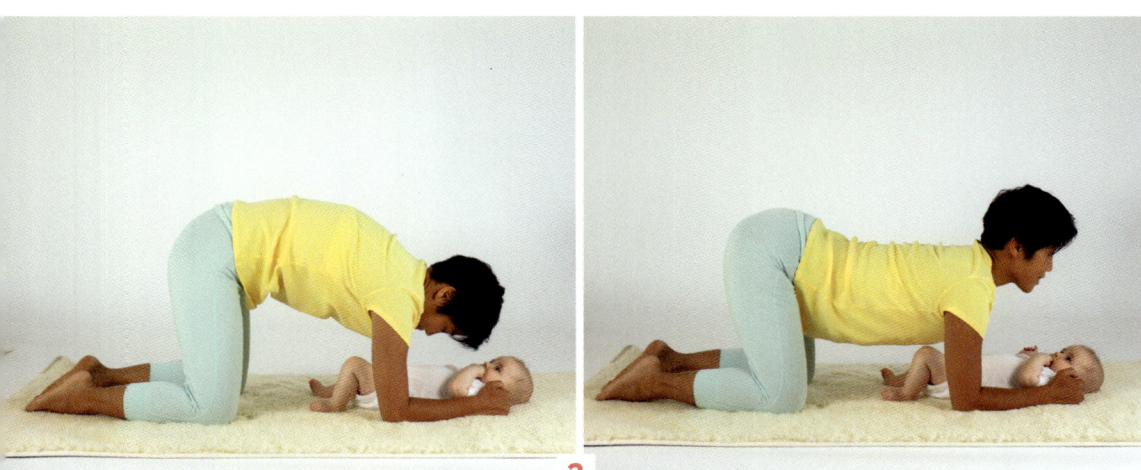

3

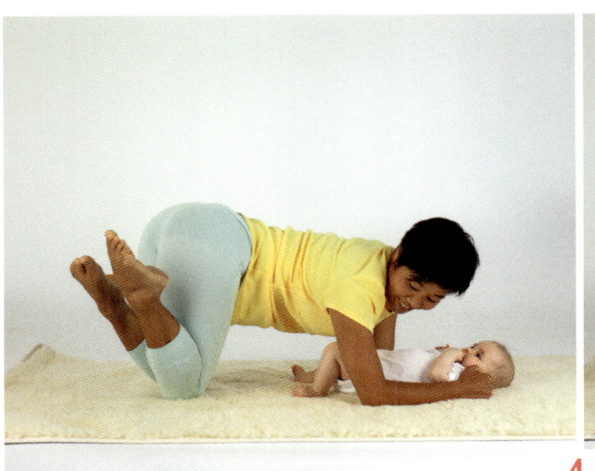
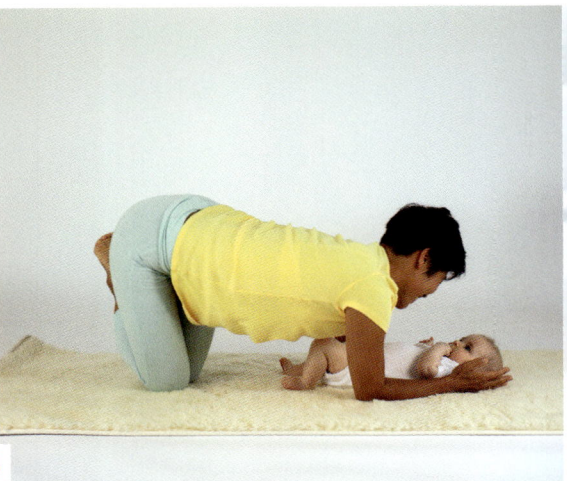

4 Katzenbuckel für Bewegliche

Es tut gut, diese beiden Meridiane auch seitlich zu stimulieren: Bleiben Sie in der gerade eingenommenen Ausgangsstellung. Heben Sie zusätzlich noch die Füße vom Boden ab, sodass nur noch die Knie den Boden berühren. Blicken Sie nun über die Schulter nach rechts hinten und bewegen Sie gleichzeitig die Füße in die Blickrichtung. Dann führen Sie die Übung zur anderen Seite durch. Verharren Sie immer für einen Moment in der Mittelstellung. Nachdem Sie die Übung drei Mal zu jeder Seite durchgeführt haben, legen Sie Füße und Stirn auf den Boden ab – und ruhen sich aus.

<u>Das bringt es:</u> *Die Wirbelsäule wird seitlich gebogen. Das mobilisiert die einzelnen Wirbelsegmente, hält sie beweglich und beugt einseitigen Verspannungen vor.*

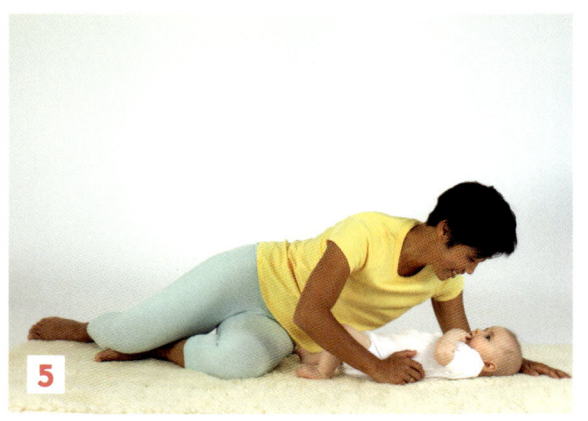

5 Mama und Baby entspannt

Zum Abschluss legen Sie sich neben Ihr Baby und relaxen für ein paar Atemzüge.

Blick nach JAPAN

Die badende Dame für Neugeborene

In Japan war es früher üblich, dass am dritten Tag nach der Geburt die Chai-Chai-Lady (badende Dame) zu der jungen Familie kam. Sie badete das Baby und beseitigte, so die Vorstellung der Japaner, alles, was der Säugling aus der anderen Welt mitgebracht hatte. Diese symbolische Reinigungszeremonie stand auch dafür, dass das Kind nun gesund heranwuchs. Manche Familien bitten auch heute noch die Chai-Chai-Lady zu kommen, die in der Regel eine Hebamme ist. Sie untersucht Mutter und Baby, gibt Tipps fürs Stillen und für die Babykörperpflege und badet eben das Neugeborene.

Während die Kinder in Japan bis zum Zweiten Weltkrieg zu Hause zur Welt kamen, werden heute 99,9 Prozent der Babys im Krankenhaus oder in der Hebammenklinik geboren. Die Mütter bleiben meist fünf Tage lang dort und bekommen in dieser Zeit wertvolle Tipps, die die Hebammen früher sonst zu Hause gaben.

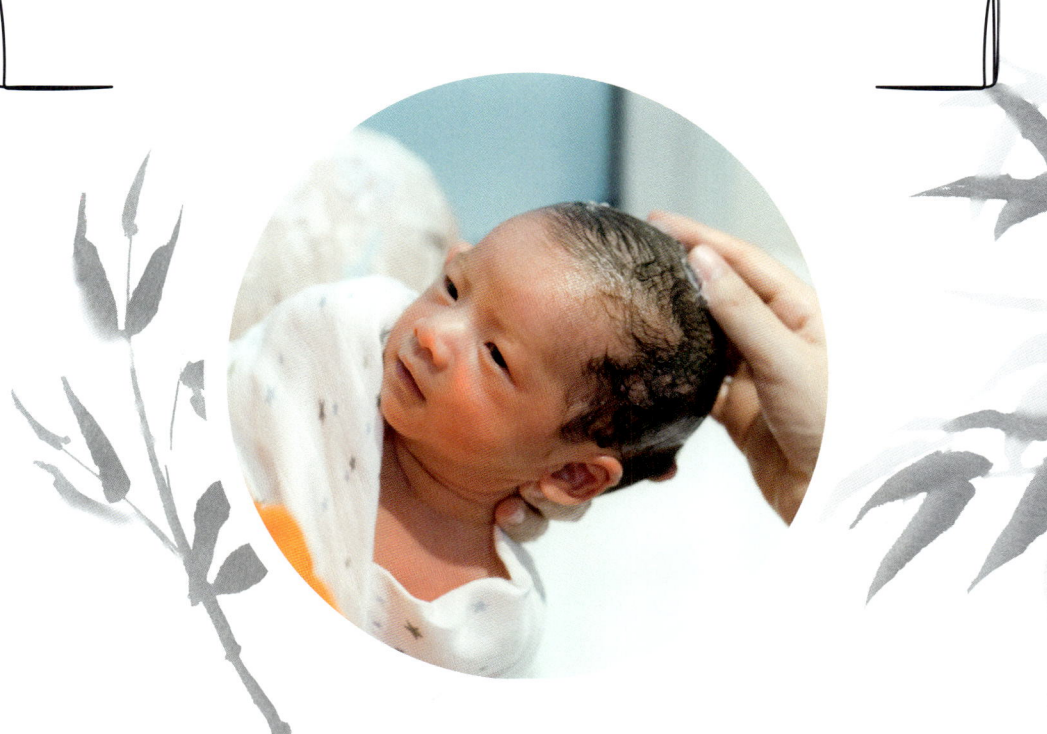

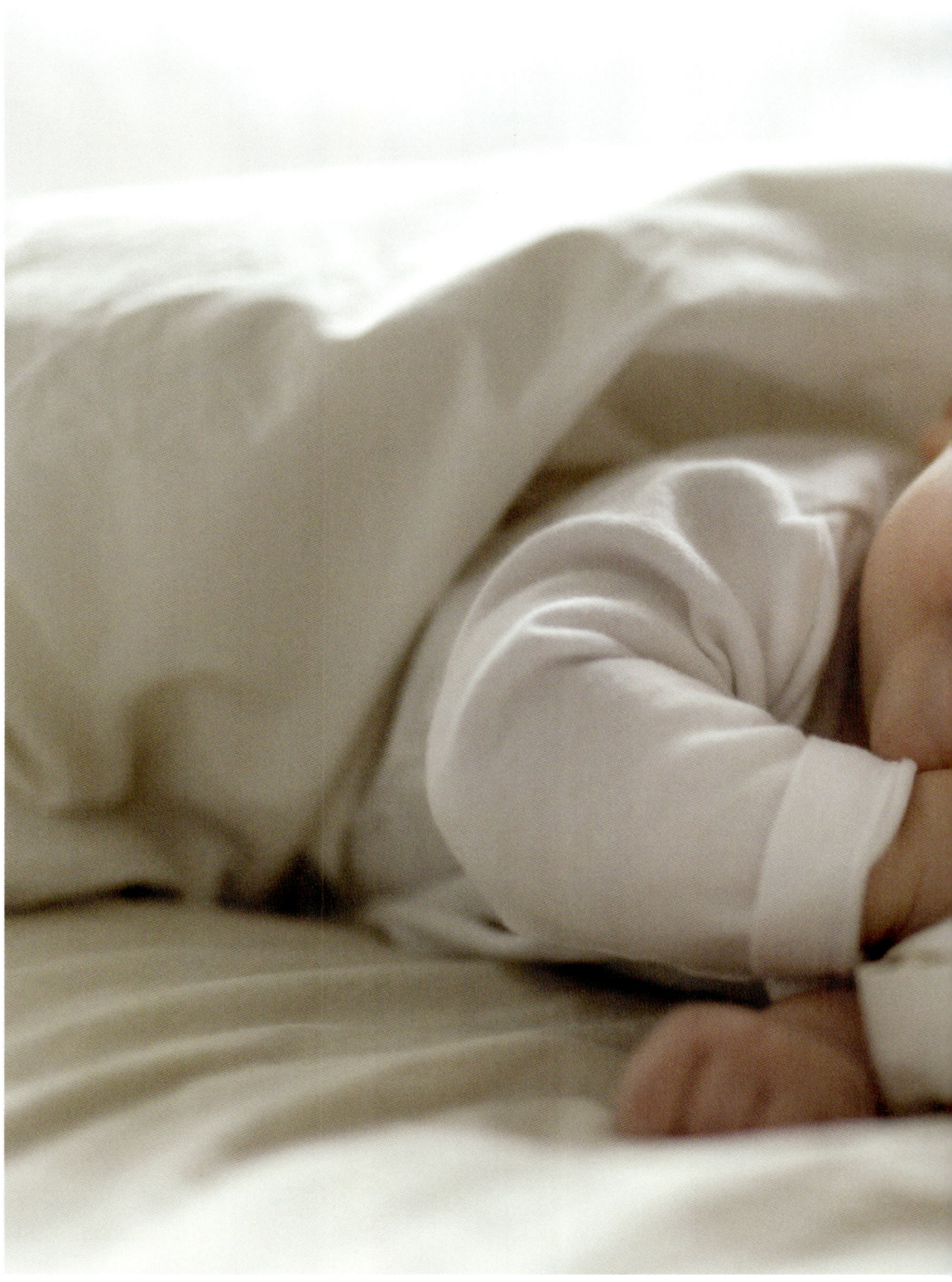

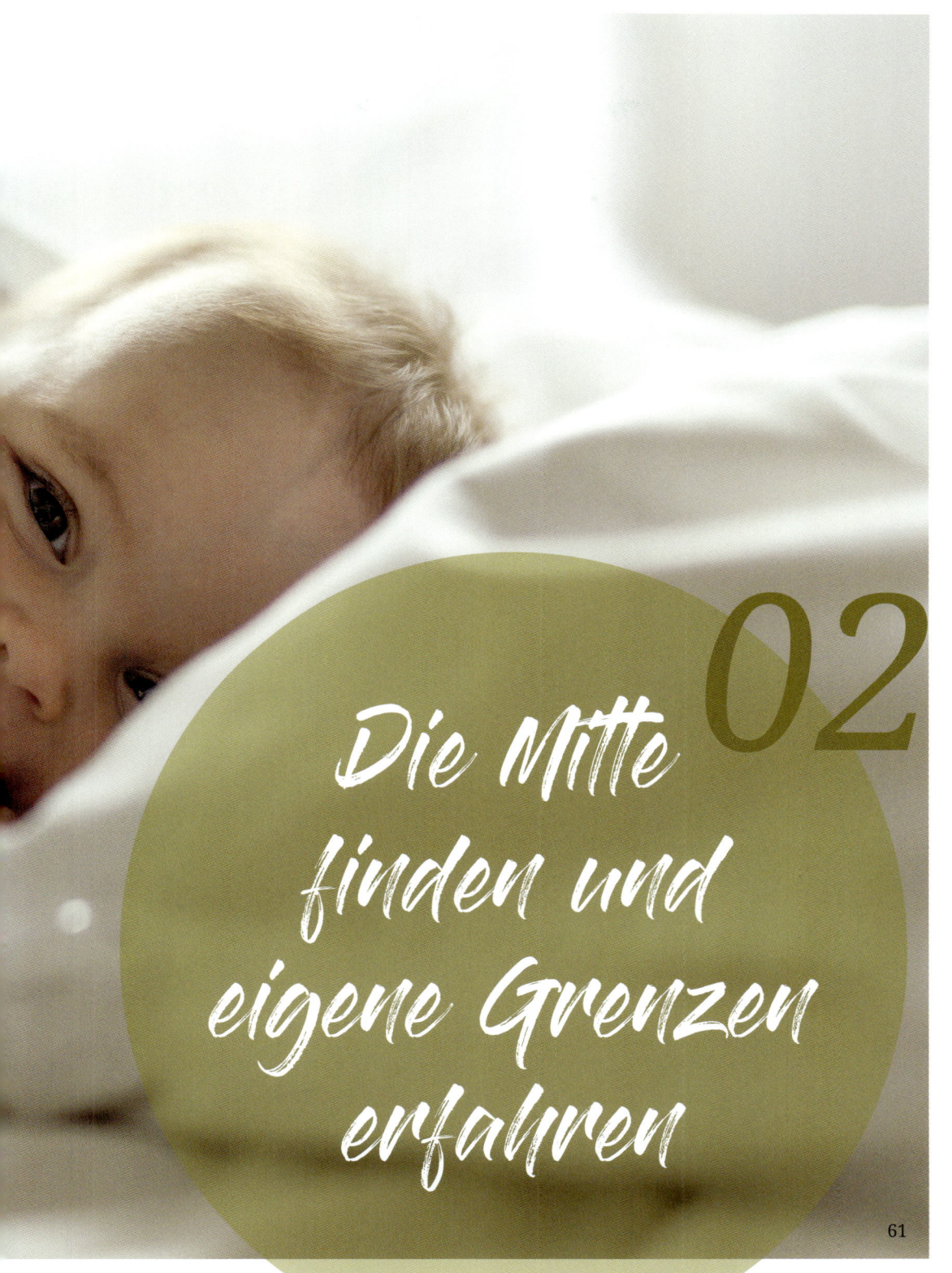

02 Die Mitte finden und eigene Grenzen erfahren

Die Mitte finden und eigene Grenzen erfahren

Das Baby erkundet seinen Körper und entdeckt seine Mitte: In diesem Kapitel werden hauptsächlich Brust, Bauch und die Vorderseiten von Armen und Beinen behandelt.

Das Baby soll sich in seiner Haut wohlfühlen und rechtzeitig merken, wenn etwas nicht stimmt. Sich spüren lernen und die eigenen Grenzen wahrnehmen. Dieses Kapitel hilft dem Baby dabei, sein Gleichgewicht zu finden – sowohl körperlich als auch seelisch. Die Japaner nennen das „Mitte finden und halten", unabhängig von dem, was um einen herum passiert. Zudem entwickelt das Baby ein Gefühl für Grenzen: Zunächst für die eigenen und das ermöglicht ihm später auch respektvoll mit den Grenzen der anderen umzugehen. In der heutigen Zeit ist das wichtiger denn je.

> Dieses Kapitel hilft dem Baby dabei, sein Gleichgewicht zu finden

Es geht in diesem Kapitel vor allem um die Meridiangruppe *vordere Familie*, aus der sich der spätere Magen-, Milz-, Dickdarm- und Lungen-Meridian entwickeln. Um sie zu erreichen, liegt das Baby auf dem Rücken. Es werden hauptsächlich Brust, Bauch und die Vorderseite der Arme und Beine behandelt.

Gemeinsam mit den anderen Meridiangruppen bildet die „vordere Familie" den Grundstock dafür, wie sich das Kind später durchs Leben bewegen und durch welche Brille es die Welt betrachten wird, so die fernöstliche Theorie. Ebenso wird das Fundament gebildet, auf dem die weitere energetische Entwicklung stattfindet.

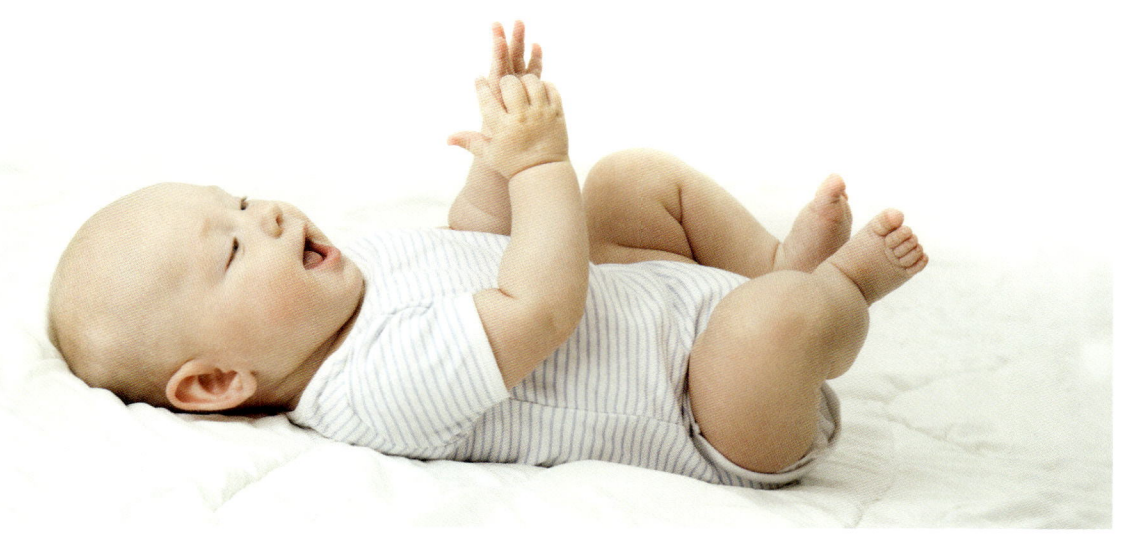

Kurz nach der Geburt liegt das Neugeborene meist noch in asymmetrischer Körperhaltung auf seiner Unterlage. Im Laufe der ersten Wochen findet eine zunehmende Orientierung Richtung Körpermitte statt. Im Alter von etwa drei Monaten hat das Baby meist seine Mitte gefunden. Das ist daran erkennbar, dass es mit seinen Händchen und Füßchen über der Köpermittellinie spielt und dass es den Kopf in der Mitte halten und ihn frei nach rechts und links drehen kann.

> Im Alter von etwa drei Monaten hat das Baby meist seine Mitte gefunden.

Auch ist das Baby nun in der Lage, sich selbst nach einer Aufregung wieder zu beruhigen. Reize aus der Umwelt überwältigen es nicht mehr, es ist im eigenen Körper und in der Welt angekommen.

Neben dem Weinen aufgrund von Hunger, Schmerz und Traurigkeit gibt es auch das Weinen als Ruf nach Nähe und Kontakt. Das Kind versucht so körperlichen Kontakt zu bekommen. Dies ist ein angeborener Urinstinkt, weil Nähe Sicherheit und Überleben bedeutet. Wird dieses Weinen nicht mit Nähe und Kontakt beant-

Die Mitte finden und eigene Grenzen erfahren

> Die Erfahrung der Geborgenheit ist ein wichtiger Pfeiler für unsere Resilienzfähigkeit, also die Gabe, auch schwierige Situationen im Leben gut durchzustehen.

wortet, kann das Folgen für das ganze Leben haben. Denn extremer Stress sorgt für die Ausschüttung bestimmter Hormone und Botenstoffe. Das Baby empfindet Einsamkeit und Verlassenheit. Die Erfahrung der Geborgenheit ist ein wichtiger Pfeiler für unsere Resilienzfähigkeit, also die Gabe, auch schwierige Situationen im Leben gut durchzustehen.

Zum gleichen Zeitpunkt, da sich durch das Urvertrauen das Gefühl der Sicherheit heranbildet, nimmt ein Baby auch die erste Form der Abgrenzung wahr. Die ständige Verbindung mit der Nabelschnur existiert nicht mehr. Mit dem ersten Atemzug hat der Prozess der Loslösung von der vorher untrennbaren Beziehung zur Mutter begonnen – das Baby ist nicht mehr eins mit der Mutter. Hier spielt das der „vorderen Familie" zugeordnete taktile System eine Rolle. Über die Haut nimmt das Baby die eigene Körpergrenze wahr. Abgrenzung über die Haut ermöglicht Berührung, indem zwei Grenzen miteinander in Kontakt kommen, ohne miteinander zu verschmelzen. Hier zeigt sich, warum Kontakt und Abgrenzung in enger Beziehung zueinander stehen.

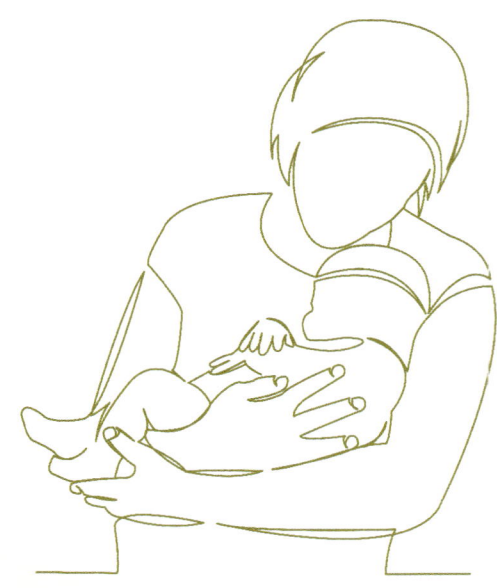

Moment mal!

Wie leicht fällt es Ihnen, Ihre Grenzen wahrzunehmen? Und mindestens genauso wichtig: Können Sie diese auch anderen vermitteln? Gerade in der Zeit als junge Eltern fühlen sich viele andere zum Ratgeber berufen und meinen, alles besser zu wissen. Können Sie dann bei dem bleiben, von dem Sie spüren, dass es für Sie und Ihr Baby das Richtige ist? Wie bekommen Sie die Bedürfnisse Ihres Kindes und Ihre eigenen unter einen Hut? Eine gesunde Balance für die neue Familie zu finden ist eine große Herausforderung. Dies gelingt nur mit viel Achtsamkeit und Kreativität. Alle Familienmitglieder brauchen das Gefühl, unterstützt und wahrgenommen zu werden und geborgen zu sein.
Mit folgende Übungen stärken Sie Ihre „vordere Familie". Die Techniken können Sie im Stehen oder Sitzen an sich selbst durchführen.

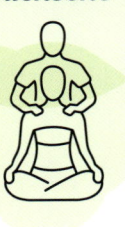

Techniken für Erwachsene

IN DIE PRAXIS

Aktivierungsangebot für Mutter und Vater

Ein wichtiges Prinzip im Baby-Shiatsu ist – wie erwähnt –, dass Sie die Meridiangruppe, die Sie beim Baby behandeln, auch bei sich aktivieren. Diese Aktivierung wirkt sich aus energetischer Sicht wiederum auf das Baby aus. Sollten Sie das Gefühl haben, dass die Themen dieser Meridiangruppe bei Ihnen eine Portion Extra-Aufmerksamkeit gebrauchen könnten, ist es besonders wohltuend, wenn Sie jeden Morgen folgende Übungsabfolge durchführen.

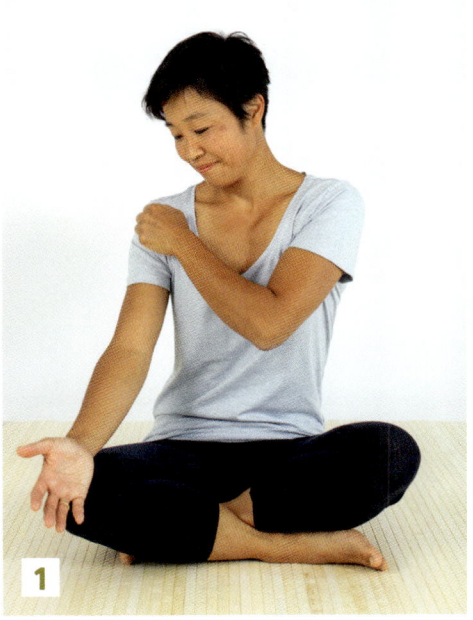

Last von den Schultern nehmen

Bilden Sie mit der linken Hand eine lockere Faust und klopfen sich damit auf die rechte Schulter, im Anschluss entlang der Innenseite des Arms von oben nach unten bis zum Daumen.

Dort angekommen umrunden Sie den Zeigefinger und klopfen auf der äußeren Armseite wieder von unten nach oben. Wiederholen Sie diese Sequenz zwei Mal, dann auf der anderen Seite durchführen.

<u>Das bringt es:</u> Entspannt den Nacken und nimmt die Last von den Schultern. Gerade beim anfänglichen Tragen des Babys ziehen viele unbewusst die Schultern hoch.

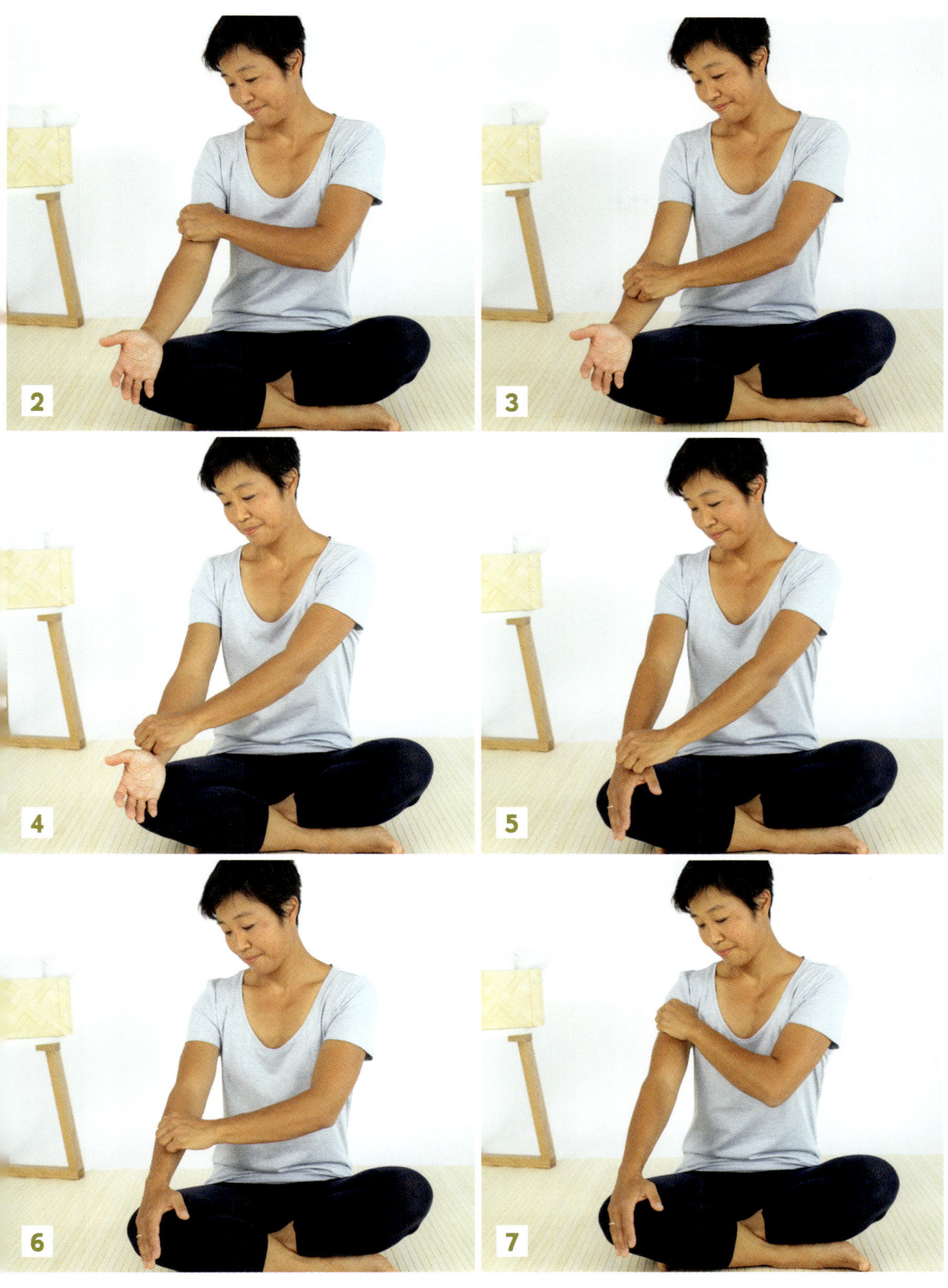

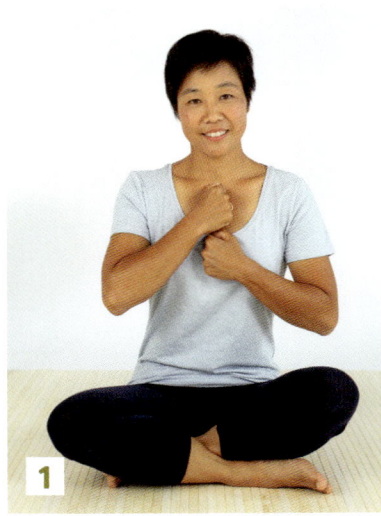 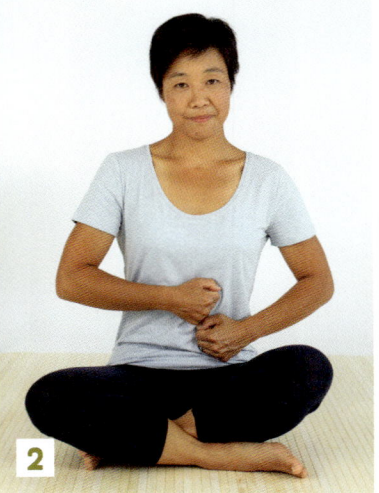 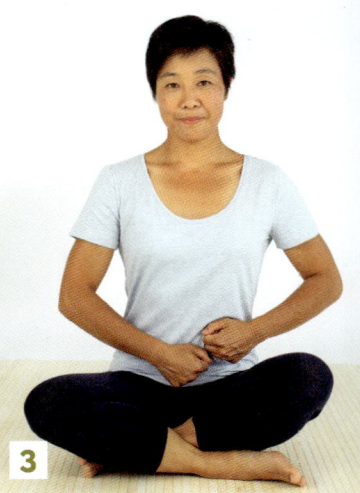

Eigene Mitte stärken

Klopfen Sie nun über die Mittellinie bis zum Bauchnabel und umrunden Sie diesen im Uhrzeigersinn.

Das bringt es: Regt die Verdauung an, stärkt die eigene Mitte. Unterstützt bei Müttern die Rückbildung der Gebärmutter.

Zurück im Alltag

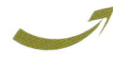

Stellen Sie sich an Ihrer Hose eine Bügelfalte vor. Nun klopfen Sie etwa zwei Fingerbreit neben dieser Linie an der Außenseite Ihres Beins von oben nach unten und ca. zwei Fingerbreit neben der Mittellinie an der Innenseite vom Bein wieder von unten nach oben. Zwei Mal wiederholen.

Das bringt es: Hilft, wieder den Boden unter den Füßen zu spüren, unterstützt die Verdauung und bei Müttern die Rückbildung der Gebärmutter.

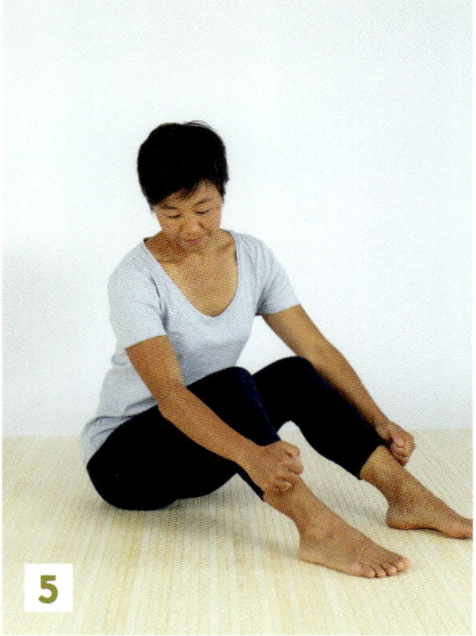

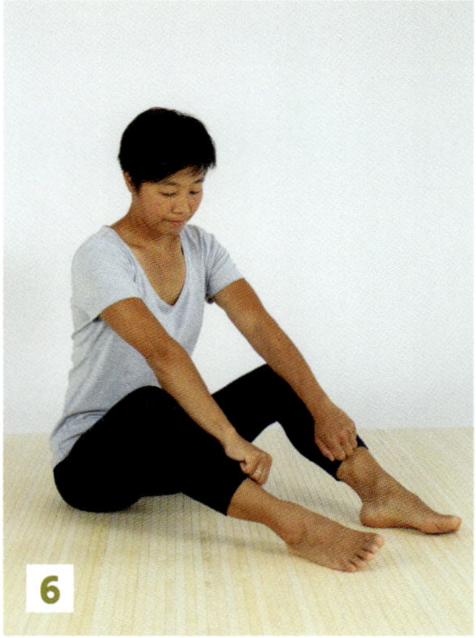

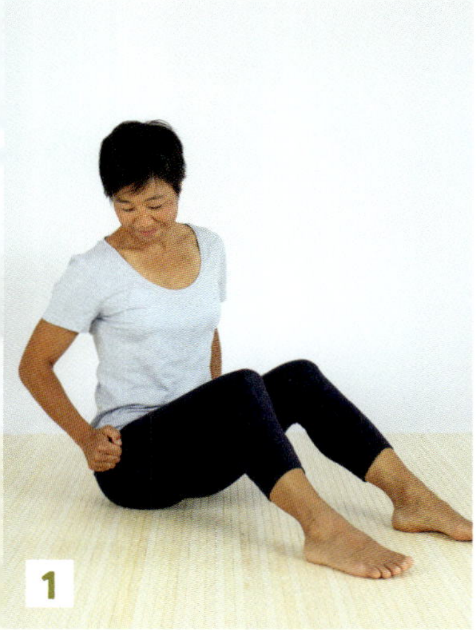

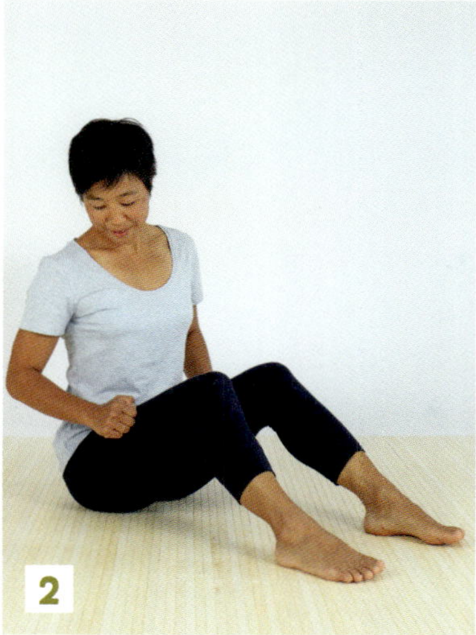

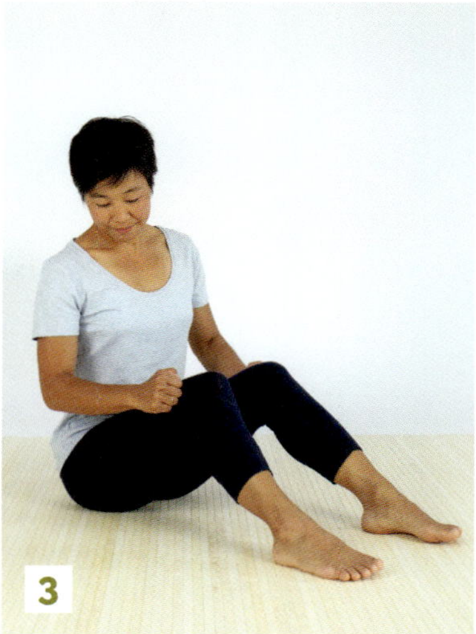

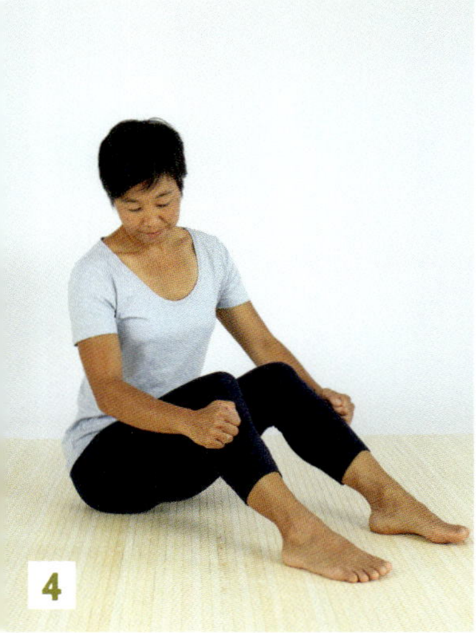

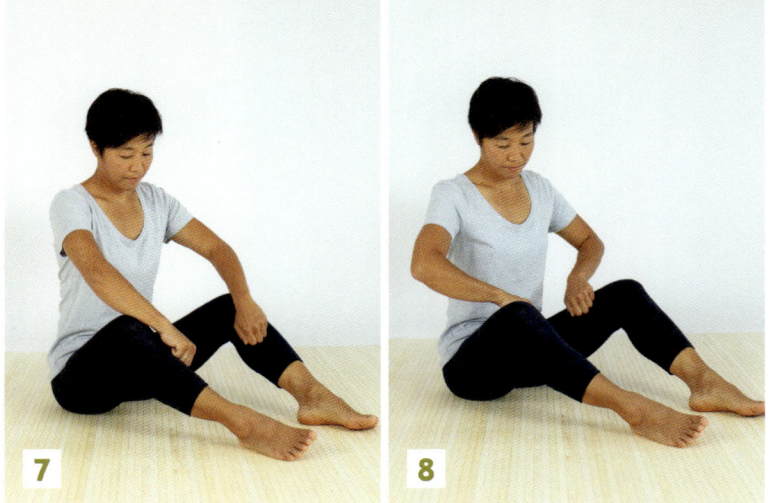

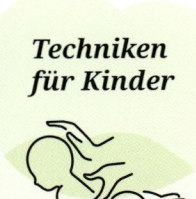

Techniken für Kinder

BABY-GLÜCKSGRIFFE

Jetzt ist wieder Ihr Baby an der Reihe. Für die Behandlung gibt es zwei mögliche Positionen, je nach Größe Ihres Kindes: auf dem Schoß oder auf dem Boden.

Behandlung auf dem Schoß

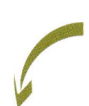

Ist Ihr Baby noch sehr klein, empfiehlt sich die Behandlung auf dem Schoß. Dazu setzen Sie sich gemütlich in einen Sessel oder auf den Boden. Lehnen Sie den Rücken an eine Wand oder an einen Gymnastikball. Ihre Beine winkeln Sie leicht an, gegebenenfalls schieben Sie ein Stillkissen unter Ihre Knie, dann können Sie die Beine locker lassen. Legen Sie Ihr Baby mit dem Rücken auf Ihre Oberschenkel, seine Beine sind ebenfalls angewinkelt in Richtung Ihrer Brust.

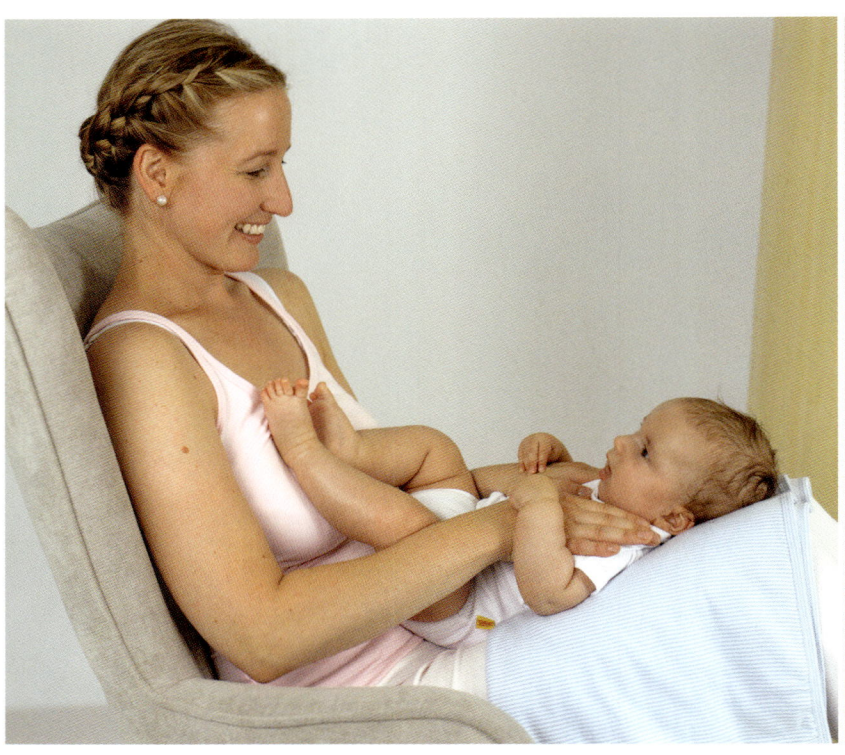

Die Mitte finden und eigene Grenzen erfahren

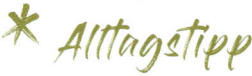

Alltagstipp

Bitte keine Babyjeans!
Steife Kleidung wie Jeans behindert das Baby in seinem Bewegungsdrang. Ziehen Sie dem Säugling besser bequeme Sachen an, zumindest wenn Sie zuhause sind. Das ist dann sozusagen die Sportkleidung Ihres Kindes und es kann prima die Welt erobern.

Behandlung auf dem Boden

Ist Ihr Baby schon größer oder mag es die Position auf dem Schoß nicht, legen Sie es vor sich auf den Boden. Rollen Sie ein Badetuch ein und legen Sie damit eine Grenze um den „Behandlungsplatz", dann fühlt sich Ihr Kind geschützter. Sie können dafür auch die Stillrolle verwenden.

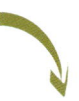

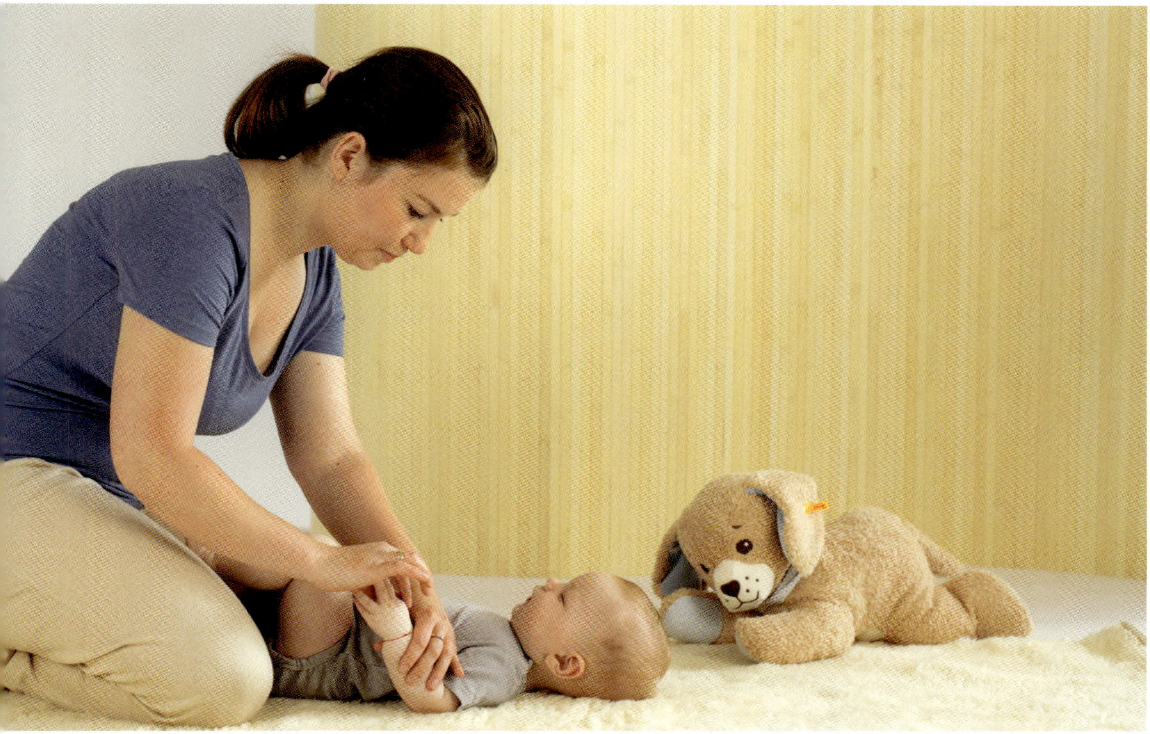

Die Mitte finden und eigene Grenzen erfahren

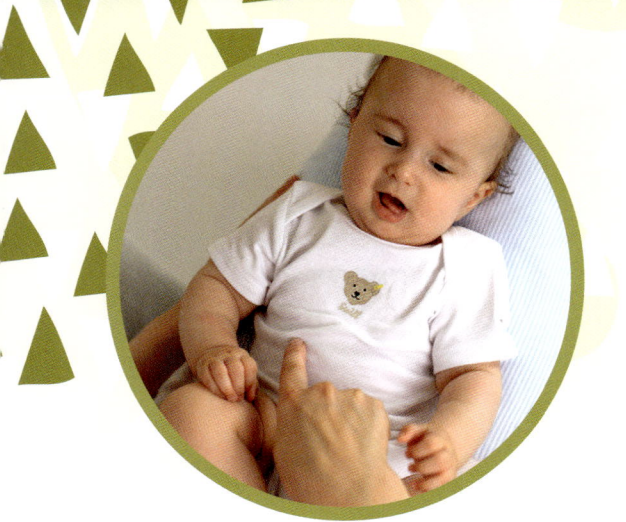

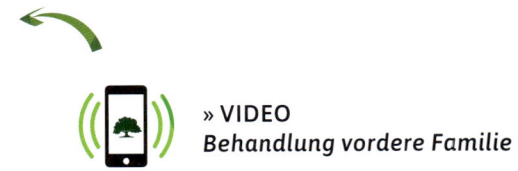

» VIDEO
Behandlung vordere Familie

Kontakt aufnehmen

Malen Sie mit Ihrem Zeigefinger einen großen Kreis um den Bauchnabel. Erklären Sie Ihrem Baby, was Sie tun:
„Ein großer Kreis."

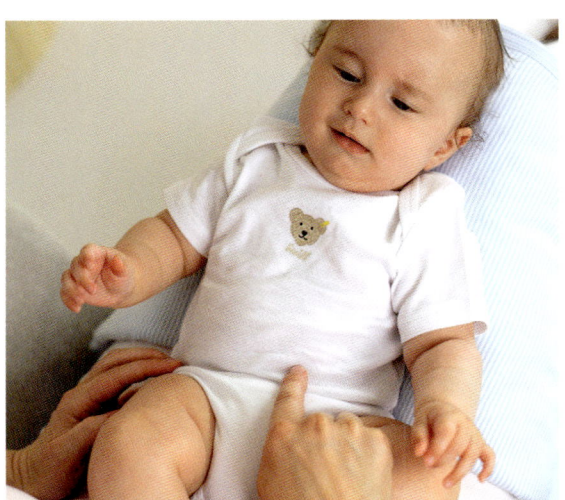

Nun dahinein einen kleineren Kreis malen:
„Ein kleiner Kreis."

Mit Zeige- und Mittelfinger beider Hände auf der Körpermittellinie (Konzeptionsgefäß) nach oben wandern:
„Hier kommt die Maus."

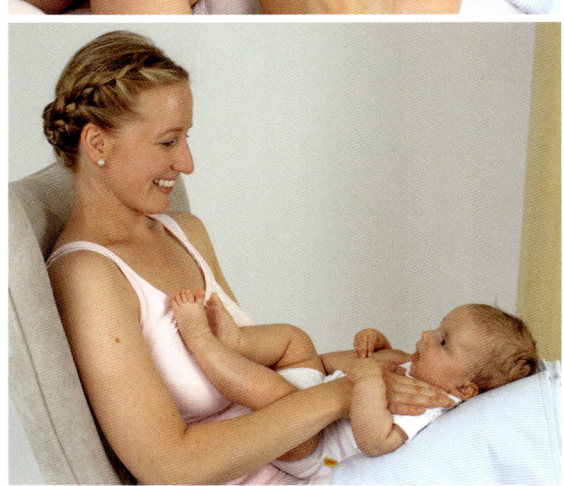

Die Handballen sanft auf den Bereich unterhalb der Schlüsselbeine legen:
„Und ruht sich aus."

<u>Das bringt es:</u> *Mit dieser Übung bekommen Sie garantiert die Aufmerksamkeit Ihres Babys.*

Willkommen im Leben

Berühren Sie mit den Handballen sanft den Bereich unterhalb des Schlüsselbeins und lassen Sie die Hände auf diesem Bereich ruhen, bis Sie darunter Wärme spüren.

Das bringt es: Die Übung vermittelt dem Kind das Gefühl, willkommen zu sein – in der Familie und in der Welt. Außerdem soll sie die Atmung erleichtern: Husten kann gelindert werden.

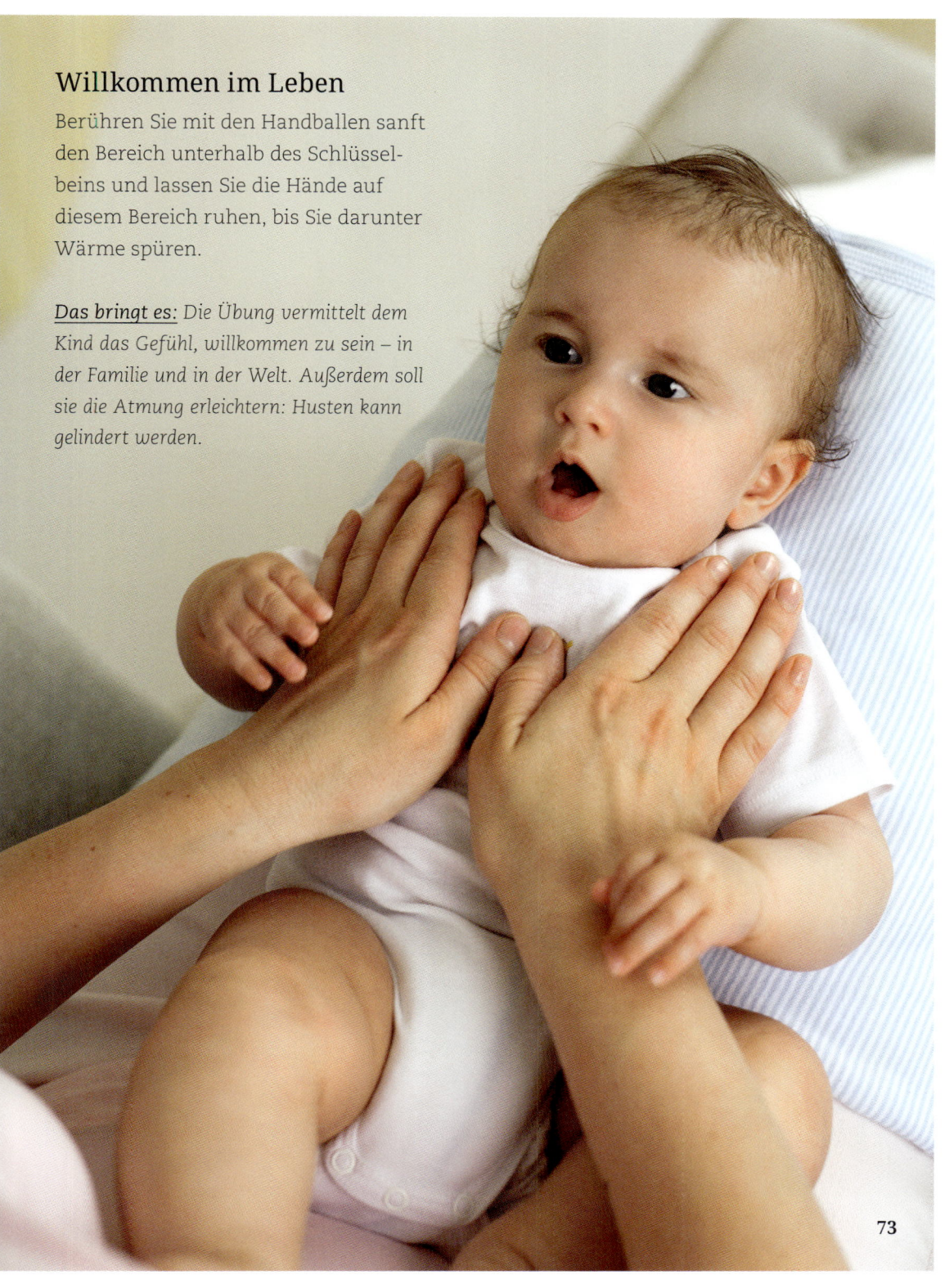

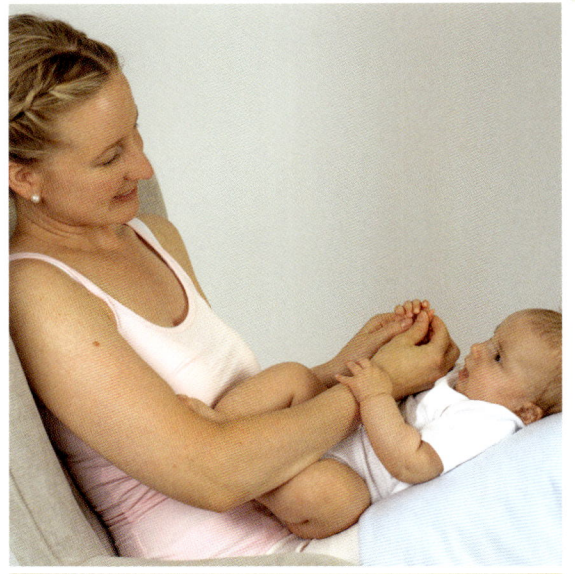

Das Immunsystem stärken

Wandern Sie nun an der Vorderseite der Arme mit sanftem Druck nach unten bis zu den Händen. Shiatsu an den Händen soll die körperliche und geistige Entwicklung des Kindes unterstützen. Der Theorie der Japaner zufolge regt die Behandlung der Finger die inneren Organe an und stärkt so das Immunsystem.

Umfassen Sie eine Hand Ihres Babys. Mit Daumen und Zeigefinger Ihrer anderen Hand greifen Sie von oben und unten auf das Fingergrundgelenk des Daumens. Hier beginnend, arbeiten Sie sich mit sanftem Druck bis zu der Daumenspitze vor.

Ein kurzer sanfter Druck, ein kleines Stück weiter, wieder ein kurzer leichter Druck und so weiter. Führen Sie jetzt einen deutlichen Druck von oben und unten auf die „Schwimmhaut" zwischen Daumen und Zeigefinger aus.

Verwöhnen Sie die anderen Finger der Hand genauso. Immer bevor sie zum nächsten wechseln, drücken Sie die „Schwimmhaut". Jetzt ist die andere Hand dran.

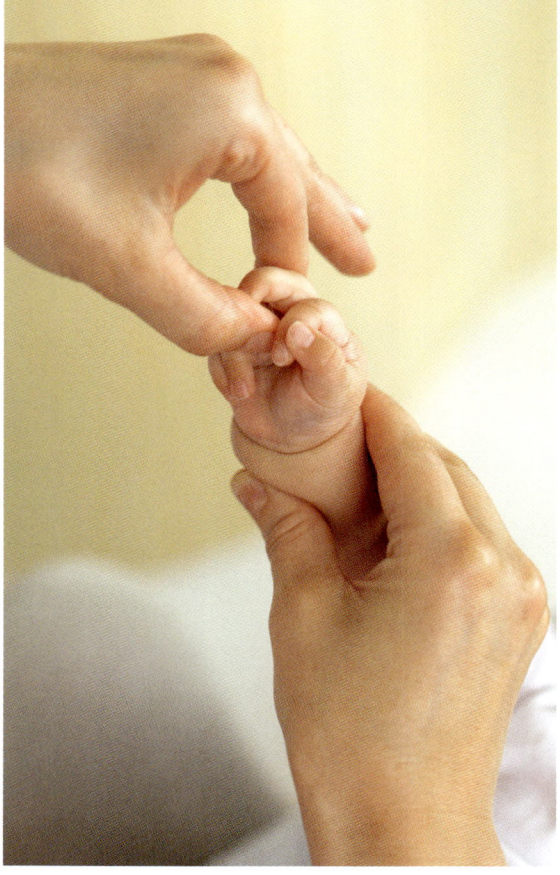

Die Mitte finden und eigene Grenzen erfahren

Hält Ihr Kind seine Hände noch häufig gefaustet, streichen Sie mit Ihrem Zeigefinger über den Handrücken, so öffnen sich die Hände.

Besonders viel Spaß macht es Ihrem Kind, wenn Sie dazu einen Reim aufsagen:
*Das ist der Daumen
(den Daumen behandeln),
der schüttelt die Pflaumen (Zeigefinger),
der hebt sie auf (Mittelfinger),
der trägt sie nach Haus (Ringfinger),
und der Kleine isst sie alle auf
(kleiner Finger).*

<u>Das bringt es:</u> Die Behandlung des Daumens fördert nach östlicher Vorstellung den Appetit und die Verdauung, die des Zeigefingers beruhigt quengelige und gereizte Kinder, die des Mittelfingers regt den Kreislauf an und tut besonders Babys gut, die oft kalte Hände und Füße haben. Die Widerstandskraft gegen Erkältungen stärken Sie durch die Behandlung des Ringfingers. Das Verwöhnen des kleinen Fingers soll Knochen und Gelenke kräftigen. Der Druck auf die Schwimmhaut stärkt den Organismus des Babys, erleichtert das Zahnen und hilft bei Erkältungskrankheiten.

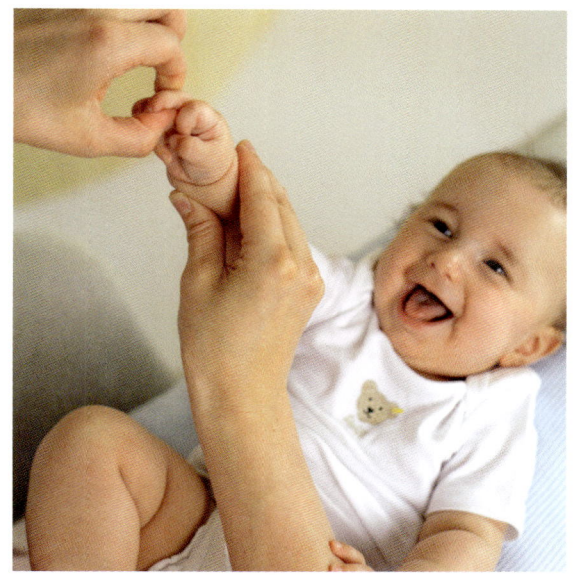

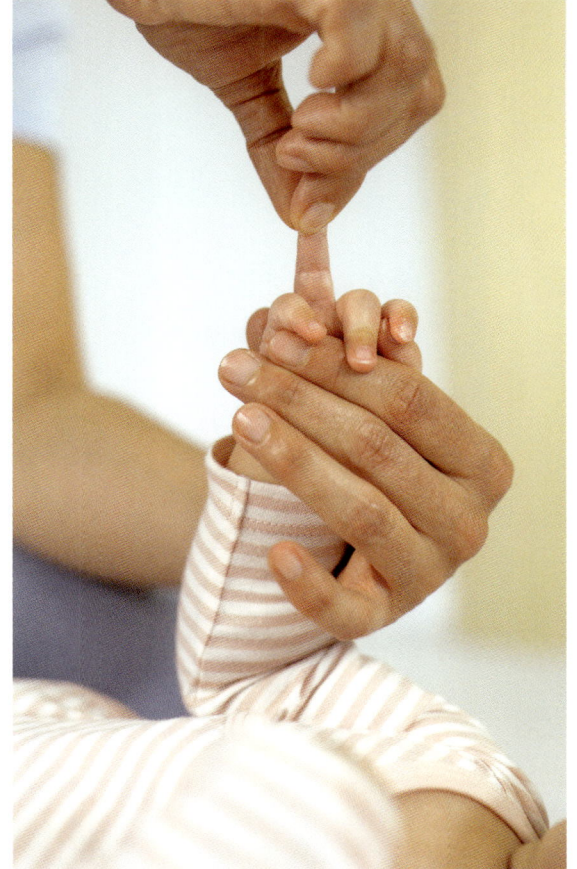

Die Mitte finden und eigene Grenzen erfahren

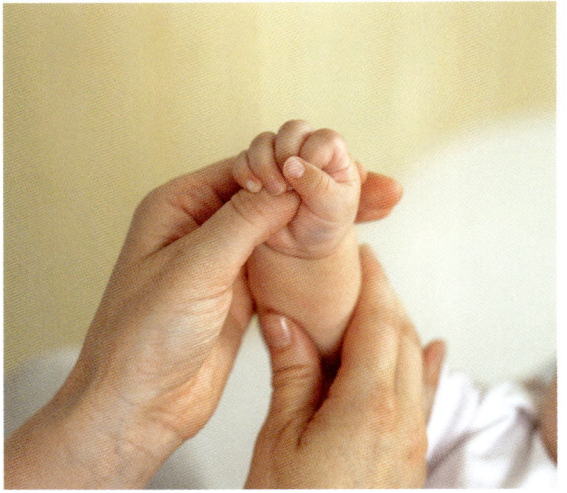

Zur Ruhe kommen

Drehen Sie die Hand Ihres Kindes so, dass Sie in die Handinnenfläche schauen. Zirkeln Sie mit einem Daumen sanft den Punkt in der Handmitte. Der Punkt heißt „Palast der Nervosität". Halten Sie ihn dann noch für einen Moment. Jetzt streichen Sie die Handinnenfläche mit Ihren beiden Daumen aus. Nun zur anderen Hand wechseln.

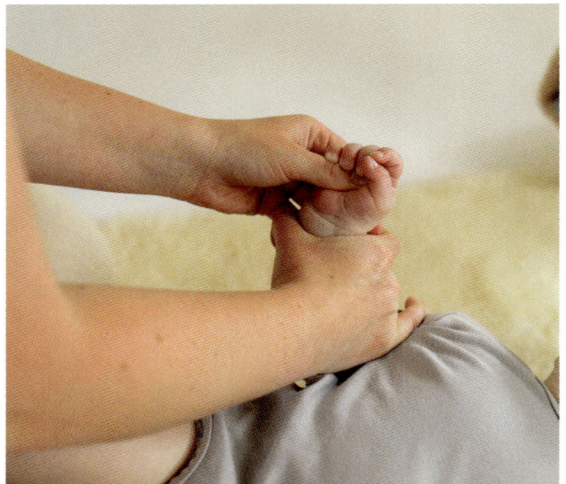

<u>Das bringt es:</u> *Diese Behandlung fördert Babys Ausgeglichenheit. Die Übung macht träge Kinder munter und beruhigt die aufgeregten. Außerdem regt sie bei Kindern, die schlecht trinken, den Appetit an und unterstützt sie beim Saugen.*

* Alltagstipp

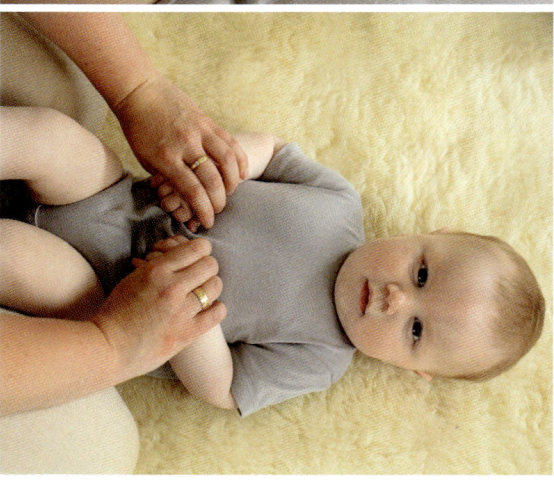

Nicht zu oft in die Wippe

Die meisten Säuglinge lieben es, in der Baby-Wippe zu liegen. Hier haben sie alles im Blick, sie fühlen sich schon groß. Dadurch sind sie häufig zufriedener, was wiederum Eltern dazu verleitet, ihrem Kind diese Position häufig anzubieten. Für die Bewegungsentwicklung ist das allerdings kontraproduktiv. In der Wippe sitzt das Baby in gebeugter Haltung. Dadurch werden das Finden der Mitte und der Hand-Hand- und Fuß-Fuß-Kontakt erschwert.

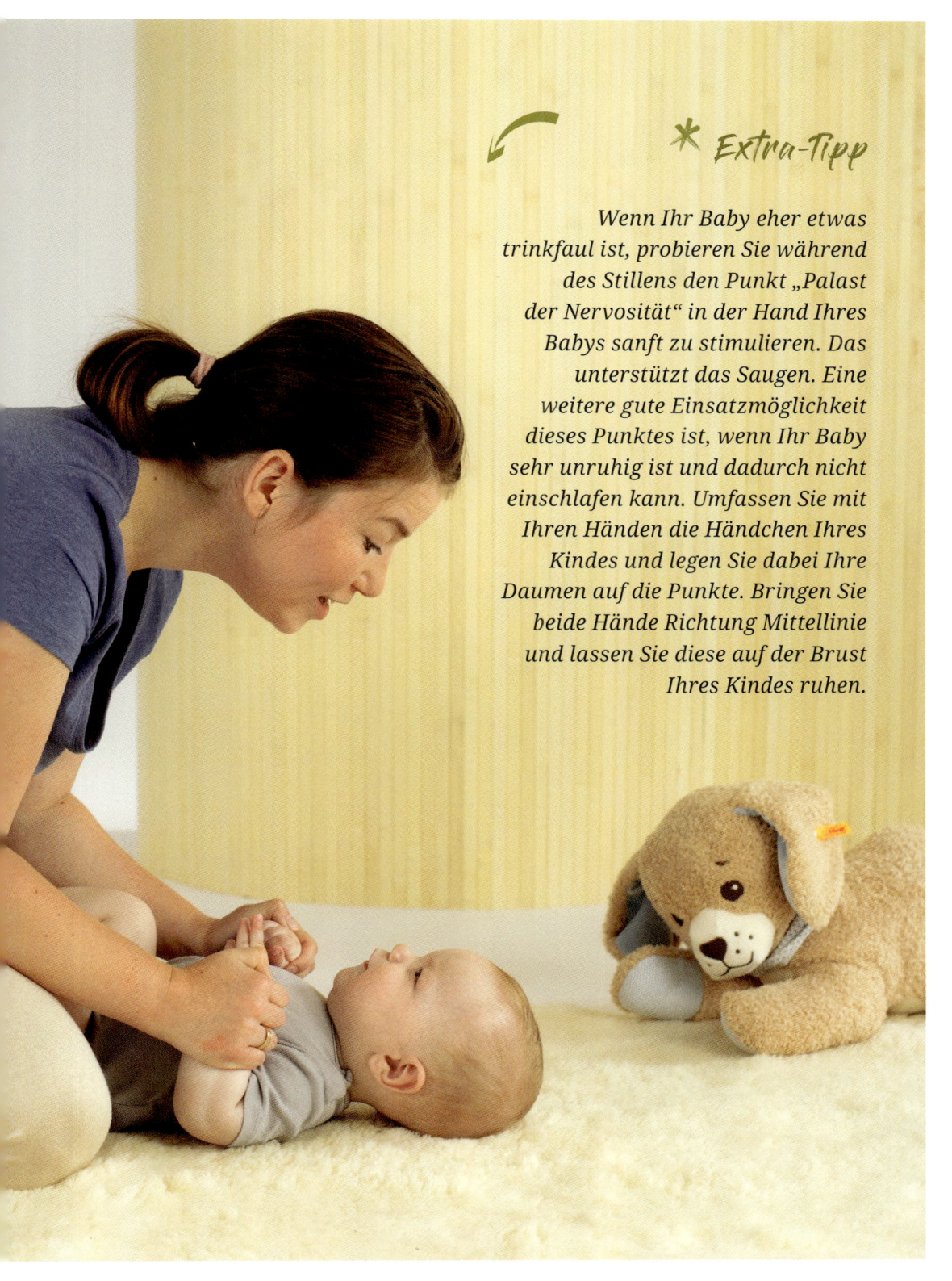

✱ Extra-Tipp

Wenn Ihr Baby eher etwas trinkfaul ist, probieren Sie während des Stillens den Punkt „Palast der Nervosität" in der Hand Ihres Babys sanft zu stimulieren. Das unterstützt das Saugen. Eine weitere gute Einsatzmöglichkeit dieses Punktes ist, wenn Ihr Baby sehr unruhig ist und dadurch nicht einschlafen kann. Umfassen Sie mit Ihren Händen die Händchen Ihres Kindes und legen Sie dabei Ihre Daumen auf die Punkte. Bringen Sie beide Hände Richtung Mittellinie und lassen Sie diese auf der Brust Ihres Kindes ruhen.

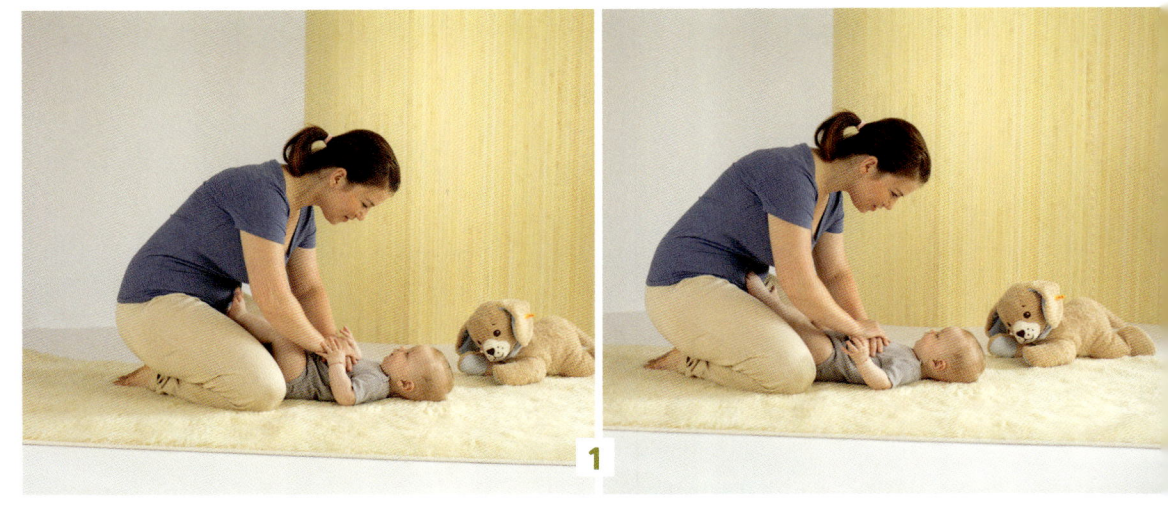

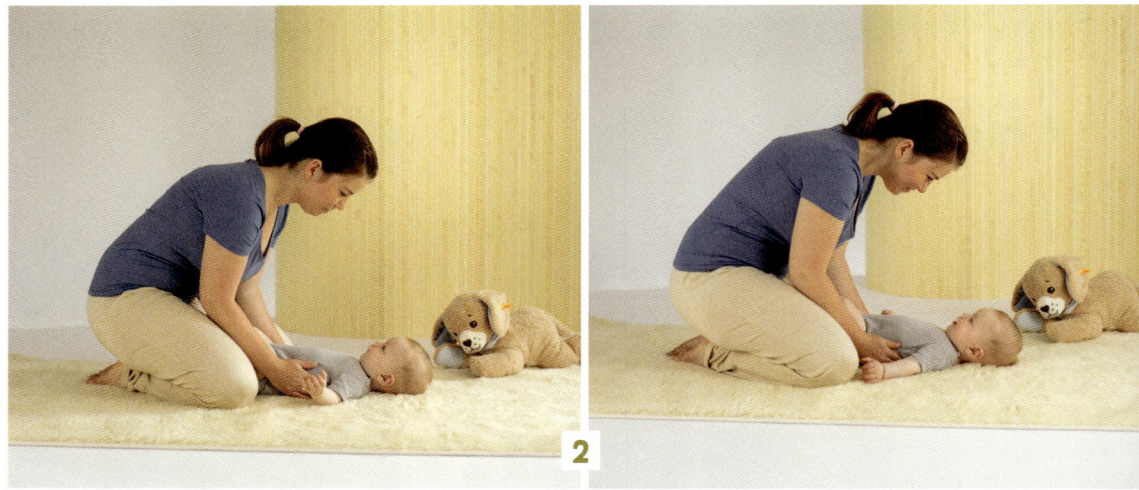

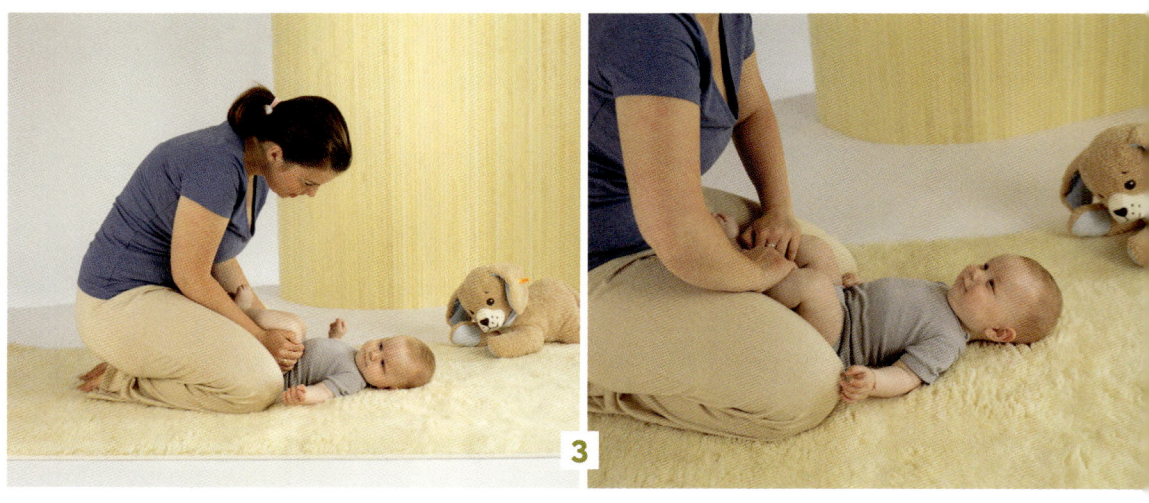

1 Die Mitte finden

Legen Sie beide Hände übereinander auf die Brust des Babys und warten Sie, bis sich der Bereich unter Ihren Händen erwärmt. Jetzt üben Sie einen leichten Zug in Ihre Richtung aus. Wandern Sie dann langsam mit gleichmäßigem Druck bis zum Bauchnabel. Warten Sie nun ab, bis es dort warm wird. Jetzt sanft im Uhrzeigersinn großflächig mit beiden Handballen über den Bauch kreisen.

Das bringt es: *Das Baby spürt seine Mitte und findet besser zur Ruhe. Außerdem wirkt die Übung gut bei Blähungen.*

2 Den Bauch entspannen

Legen Sie nun jeweils eine Hand seitlich auf die Hüftgelenke des Babys und lassen Sie die Wärme wirken.

Das bringt es: *Der Rücken streckt sich und der Bauch entspannt sich. Das Baby kommt besser zur Ruhe.*

3 Beine wahrnehmen

Umfassen Sie von oben die Oberschenkel – der Daumen bleibt ebenfalls oben – und wandern Sie so mit sanftem Druck Schritt für Schritt an den Beinen entlang bis zu den Füßen. Die Beine Ihres Kindes ruhen an Ihrem Bauch.

Das bringt es: *Das Baby verbessert seine Wahrnehmung für Beine und Füße. Und die Übung unterstützt Babys Verdauung.*

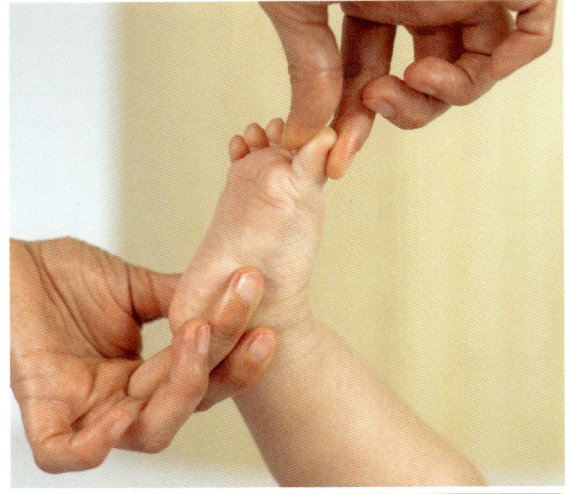
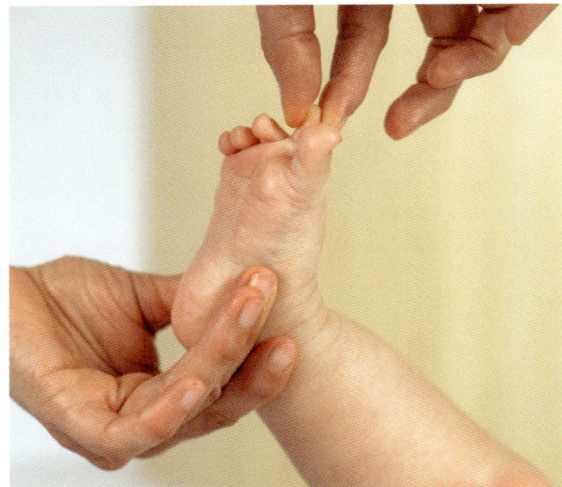
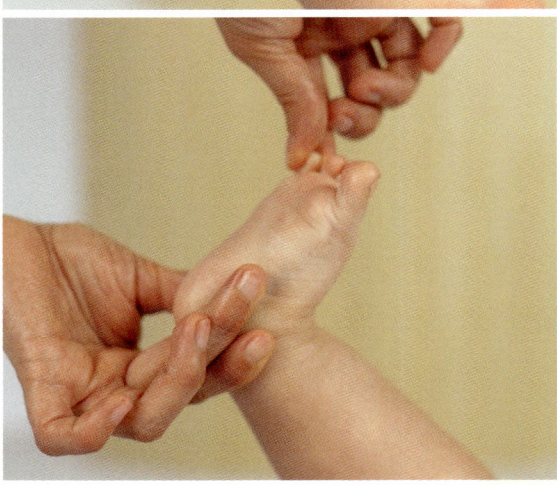

Entspannung für die Füße

Umfassen Sie mit einer Hand das Fußgelenk, mit der anderen üben Sie mit Daumen und Zeigefinger von oben und unten leichten Druck auf den großen Zeh aus.

Wandern Sie so vom Grundgelenk beginnend in Richtung Zehenspitze. Ein kurzer sanfter Druck, ein kleines Stück weiter, wieder ein kurzer leichter Druck und so weiter.

Ziehen Sie nun ganz sanft die Zehe lang und drücken Sie anschließend von oben und unten gleichmäßig auf die „Schwimmhaut" zwischen den Zehen. Dann wandern Sie weiter zum zweiten Zeh. Und wieder Stück für Stück massieren, sanft ziehen, „Schwimmhaut" drücken. So arbeiten Sie sich bis zum kleinen Zeh vor.

Dabei können Sie folgenden Spruch aufsagen:
Kommt ein Mäuslein,
baut ein Häuslein,
kommt ein Mücklein,
baut ein Brücklein,
kommt ein Floh,
der macht sooooo!

Das bringt es: *Die Behandlung der Zehen hilft leicht irritierbaren Kindern, zur Ruhe zu kommen. Bei dieser Übung kann sich der Nachwuchs so richtig entspannen.*

Ausgleich fürs Gemüt

Umfassen Sie die Fußgelenke Ihres Kindes und üben Sie jeweils mit einem Daumen für ein bis zwei Minuten etwas Druck auf die Vertiefung in der Fußsohle aus. Diesen Punkt „sprudelnder Quell" kennen Sie ja bereits.

Das bringt es: Die Berührung dieses Punktes beruhigt und fördert den Schlaf. Bei eher etwas antriebslosen Babys wiederum schenkt der Punkt Energie.

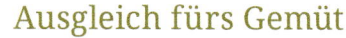

» VIDEO
für mehr Ausgeglichenheit

Siehe auch Seite 108

Die Mitte finden und eigene Grenzen erfahren

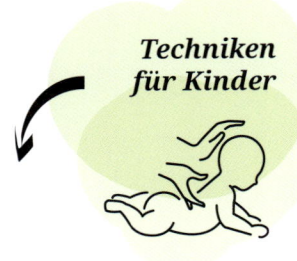

Techniken für Kinder

STREICHELMEDIZIN

Verdauungs- oder Einschlafprobleme haben wohl die meisten Babys irgendwann mal. Diese Zaubergriffe können helfen.

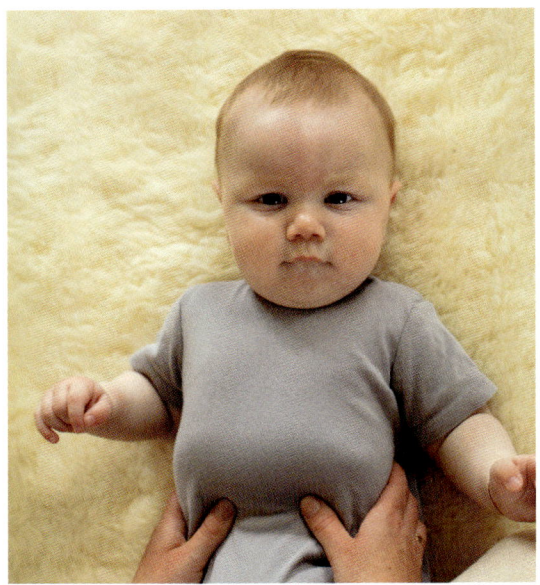

Den Darm stärken

Legen Sie Ihre Hände ein paar Sekunden lang seitlich an den Rumpf des Babys. Lassen Sie dann Ihre Daumen sanft rechts und links neben dem Bauchnabel ruhen. So stimulieren sie jeweils den Punkt, der im Japanischen „Angel des Himmels" heißt.

Das bringt es: *Die Stimulation dieser Punkte wirkt harmonisierend. Hat das Baby Durchfall, beruhigt sich der Darm. Hat das Baby Verstopfung, wird er angeregt. Auch bei sogenannten Drei-Monats-Koliken kann der Punkt helfen.*

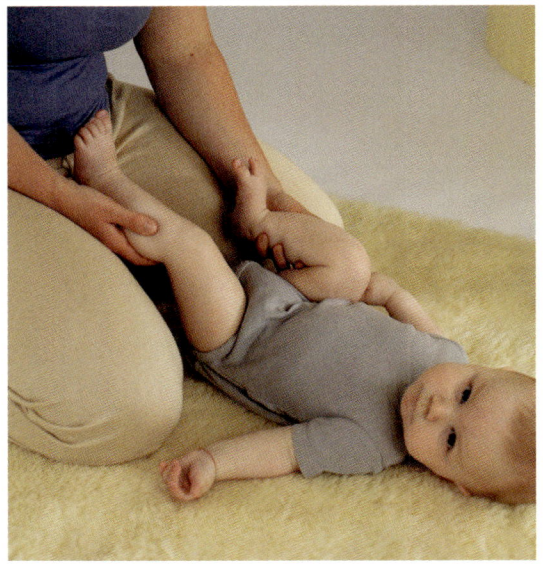

Hilfe gegen Blähungen

Hat Ihr Baby immer wieder Blähungen und ist ihm unwohl? Dann wirkt dieses kleine Bewegungsspiel wahre Wunder. Besonders günstig ist, wenn Sie ein Mal am Tag die in diesem Kapitel beschriebenen Übungen durchführen und dann immer wieder zwischendurch dieses kleine Spiel machen.

Strecken Sie abwechselnd das linke und das rechte Bein des Kindes.

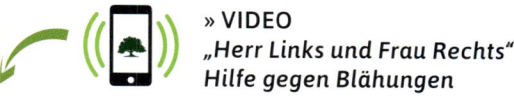

» VIDEO
„Herr Links und Frau Rechts"
Hilfe gegen Blähungen

Folgenden Spruch können Sie dazu aufsagen:

Herr Links und Frau Rechts,
(erst das linke, dann das rechte Bein anbeugen),
die taten nichts schlechts,
auf zum Tanze, Herr Links,
(das linke Bein anwinkeln und strecken),
mit Frau Rechts gestern gings.
(rechtes Bein anwinkeln und strecken),
Erst tanzten sie so,
(Beine kreuzen, rechtes Bein oben),
dann kreuzten sie, oh,
(linkes Bein oben),
und waren so froh
(beide Beine anbeugen und Rad fahren).

Die Verdauung anregen

Diesen Punkt können Sie entweder in das oben beschriebene Spiel integrieren oder im Anschluss sanft zirkeln. Üben Sie sanften Druck auf den Punkt mit dem Namen „Göttliche Gleichmut" unterhalb von Babys Knie aus. Sie finden ihn, indem Sie mit Ihrem Daumen zwischen Schien- und Wadenbein sanft von unten nach oben fahren und einen Fingerbreit vor der Kniescheibe stoppen. Halten Sie den Punkt etwa eine Minute lang, dabei der Strampelbewegung des Babys folgen.

<u>Das bringt es:</u> *Das Immun- und Verdauungssystem wird angeregt. Wirkt besonders gut bei Blähungen.*

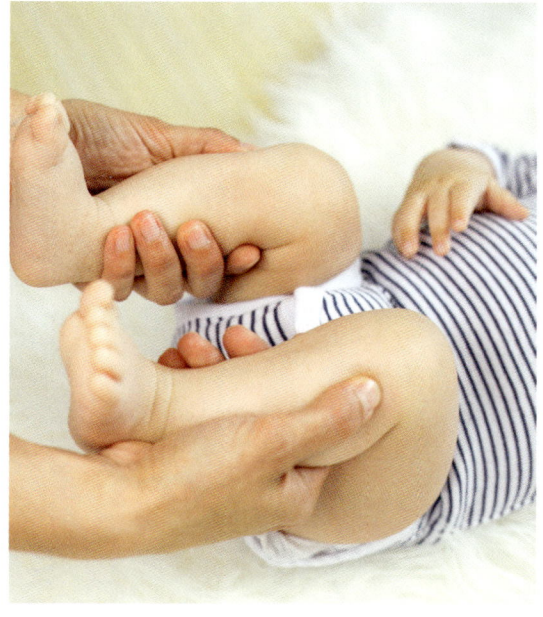

Die Mitte finden und eigene Grenzen erfahren

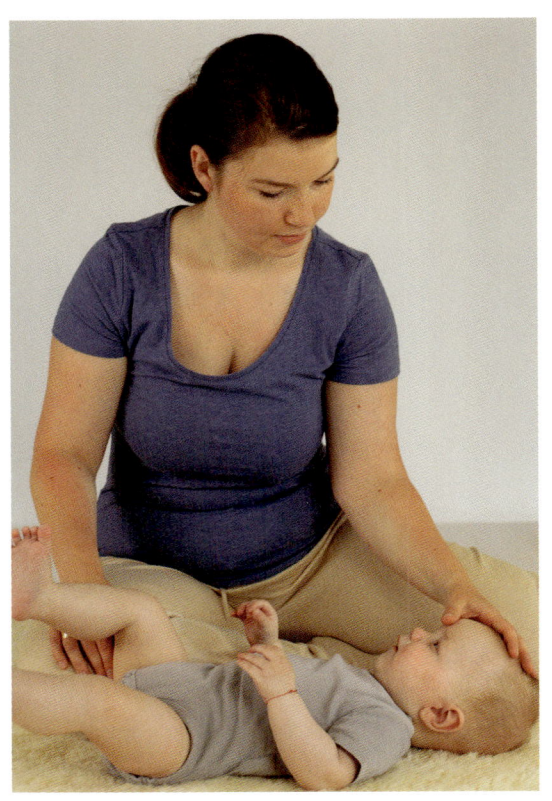

Schlaf schön, Kleines!

Endlich Schlafenszeit, aber Ihr Baby findet keine Ruhe, vielleicht schreit es oder liegt wach im Bett und will Sie nicht gehen lassen. Dann probieren Sie diese Technik aus.

Den Punkt mittig zwischen beiden Augen ganz behutsam mit langsam kreisenden Bewegungen eines Fingers berühren und dabei einen geringen Druck ausüben.

Diese Anwendung dauert etwa eine halbe Minute an. Eine Variante wäre statt zu kreisen sanft nach oben auszustreichen. Probieren Sie aus, was Ihr Baby bevorzugt.

Ist das Kind sehr unruhig und angespannt, können Sie zusätzlich noch folgendes Areal stimulieren: Streichen Sie von der Innenseite der Handgelenksfalte auf der Seite des kleinen Fingers zwei bis drei Finger nach oben, mehrmals wiederholen.

<u>Das bringt es:</u> *Die meisten Kinder reagieren darauf mit spürbarer Ruhe.*

» VIDEO
Schlaf schön, Kleines

Blick nach JAPAN

Schlafen auf Japanisch

In Japan schlafen Babys und Kleinkinder mehrere Jahre bei den Eltern auf dem Futon. In Deutschland wird davon wegen der Gefahr des plötzlichen Säuglingstodes abgeraten. Als typisch für das japanische Zusammenschlafen gilt das japanische Schriftzeichen „Kawa". Es besteht aus drei Längsstrichen, wobei der mittlere etwas kürzer ist. Der steht für das Kind, das zwischen den Eltern schläft. In der heutigen Zeit schläft meist die Mutter in der Mitte. Kommt noch ein weiteres Kind dazu, wird die Aufteilung neu geregelt.

Japaner sind davon überzeugt, dass es besser ist, wenn das Kind in den ersten Jahren bei der Mutter schläft. So kann es beruhigt schlafen. Denn wenn die Mutter danebenliegt, fürchtet es sich weder vor Geistern noch vor Dunkelheit. Die Eltern vermitteln dem Kind ein Gefühl von Zugehörigkeit. Die Redewendung „kaya no soto" (außerhalb des Moskitonetzes) drückt aus, dass jemand außerhalb der gemeinschaftlichen Schlafstätte ist, also nicht dazugehört.

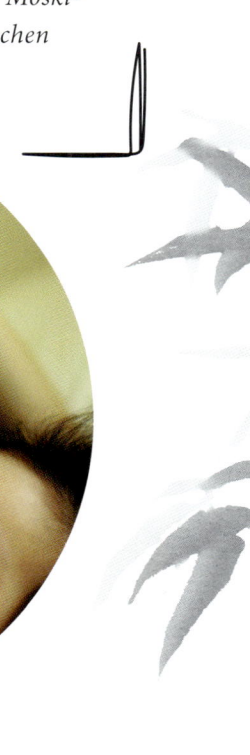

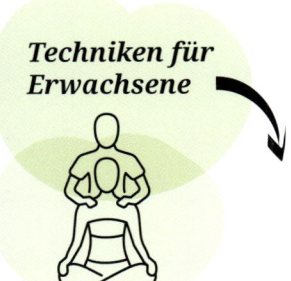
Techniken für Erwachsene

STARKE ELTERN

Entspannen und Kraft tanken

Das Drücken des Kraftpunktes „Palast der Nervosität" wirkt auch bei Erwachsenen entspannend, schenkt Ruhe und Gelassenheit. Genau das Richtige, wenn das Baby eine schwierige Phase hat. Zudem wirkt er regenerierend. Entweder Sie suchen sich einen schönen Stein, den Sie immer für diese Behandlung nutzen, oder Sie nehmen einen dicken Stift zwischen Ihre Hände und rubbeln diesen kräftig hin und her.

<u>Das bringt es:</u> *Schenkt neue Energie und gute Laune.*

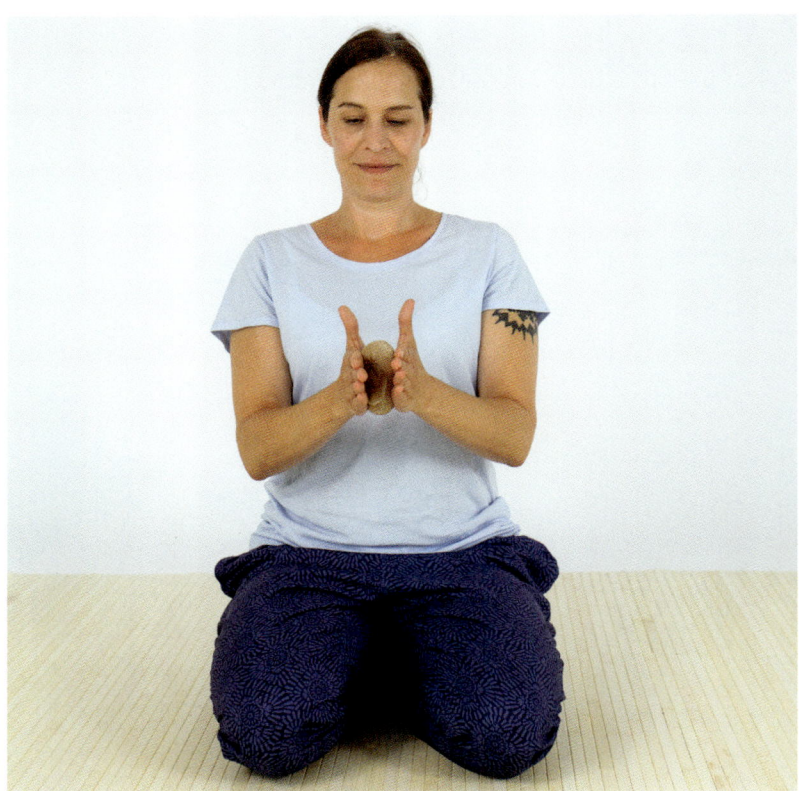

Für Mamas: Milchbildung und Stillen unterstützen

1 Umfassen Sie mit der rechten Hand den linken Ellbogen und drücken Sie mit den Fingern der linken Hand oben auf die Mitte vom Schulterrand. Dieser Punkt unterstützt die Milchbildung. Halten Sie ihn ein paar Atemzüge lang. Dann auf der anderen Seite durchführen.

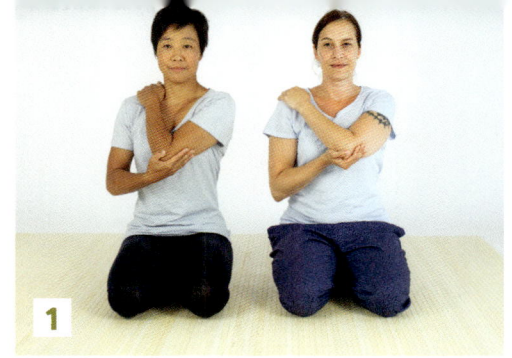

2 Stellen Sie die Fingerspitzen beider Hände am unteren Rand des Brustbeins mittig auf. Die Mittellinie von unten nach oben mit sanftem Druck hocharbeiten.

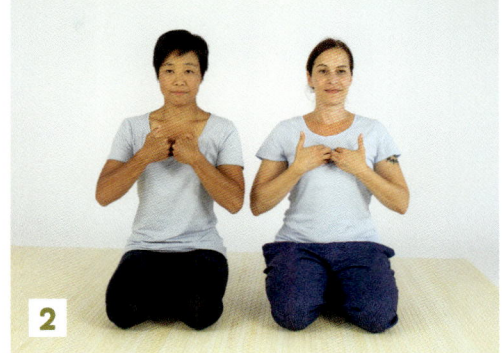

3 Im Rippenzwischenraum, unterhalb vom Schlüsselbein beginnend, auf beiden Seiten gleichzeitig mit Zeige- und Mittelfinger von innen nach außen arbeiten.

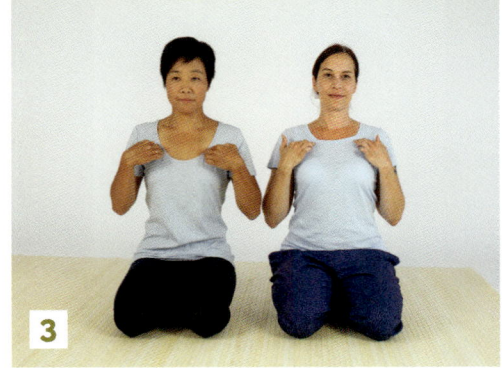

4 Dann in den Rippenzwischenraum darunter wandern. Das Gleiche in den beiden Rippenzwischenräumen unterhalb der Brust wiederholen.

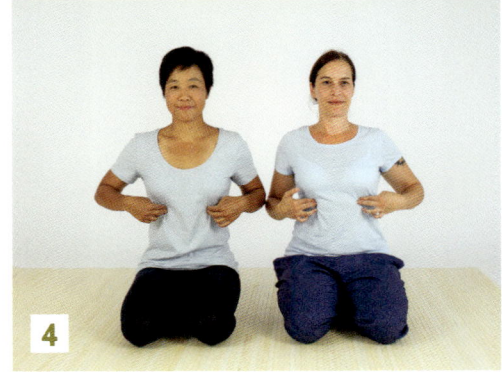

Die Mitte finden und eigene Grenzen erfahren

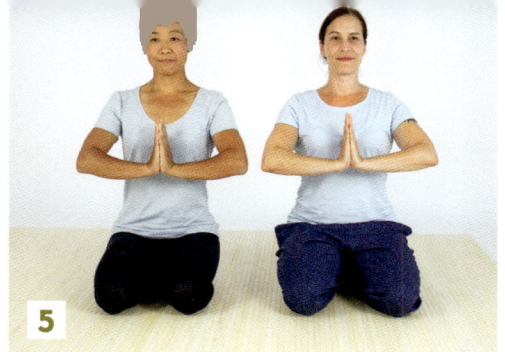

Zudem können Sie mit folgenden Techniken die Schultern und den Brustbereich entspannen und dadurch auch den Milchfluss fördern:

5 Drücken Sie vor der Brust beide Handflächen gegeneinander. Halten Sie sie ein paar Atemzüge lang.

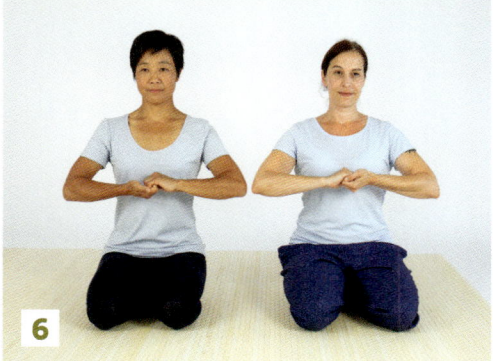

6 Verschränken Sie die Finger ineinander und ziehen Sie die Hände auseinander.

Führen Sie diese beiden Techniken ein paar Mal im Wechsel durch.

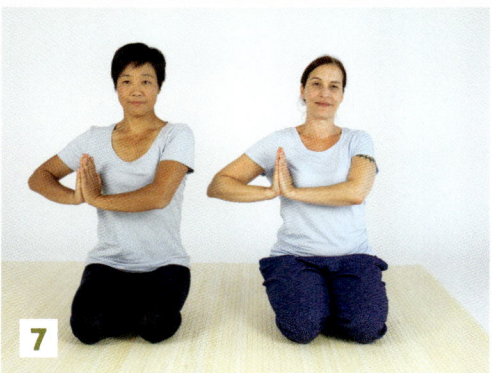

7 Legen Sie noch mal die Handflächen aneinander. Schieben Sie sie nun in gerader Linie nach links und im Anschluss nach rechts.

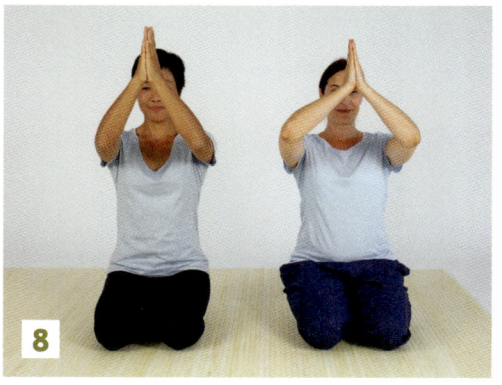

8 Bewegen Sie die sich berührenden Handflächen nun so weit wie möglich nach oben.

9 Öffnen sie die Hände und führen Sie die Arme in weitem Bogen nach unten.

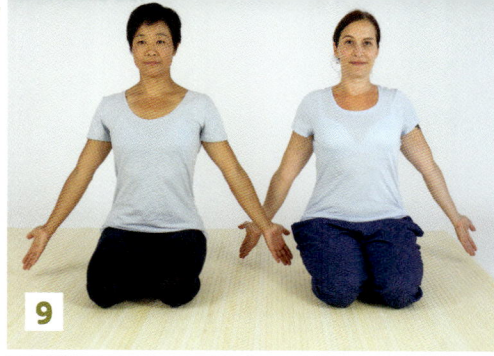

10 Halten Sie nun beide Hände vor Ihr Gesicht.

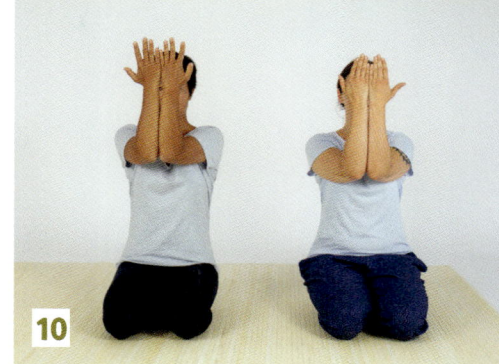

11 Dann bewegen Sie die Arme auseinander.

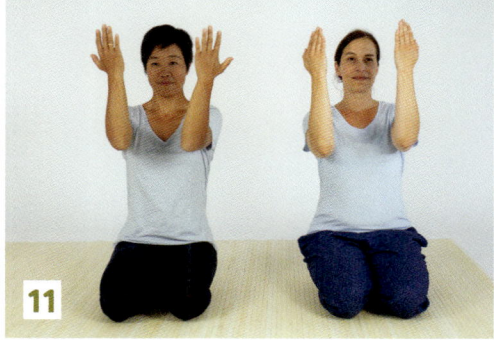

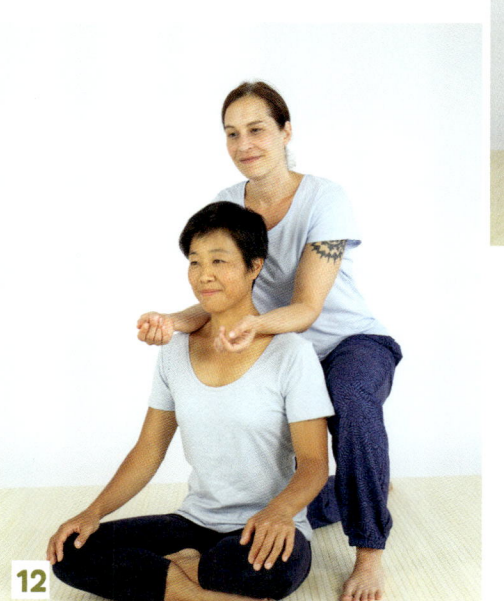

12 Der Punkt, den Sie aus der ersten Übung kennen, kann auch vom Partner stimuliert werden. Dazu legt er die Unterarme locker auf Ihre Schultern und lehnt sich mit der Ausatmung nach vorne.

Die Mitte finden und eigene Grenzen erfahren

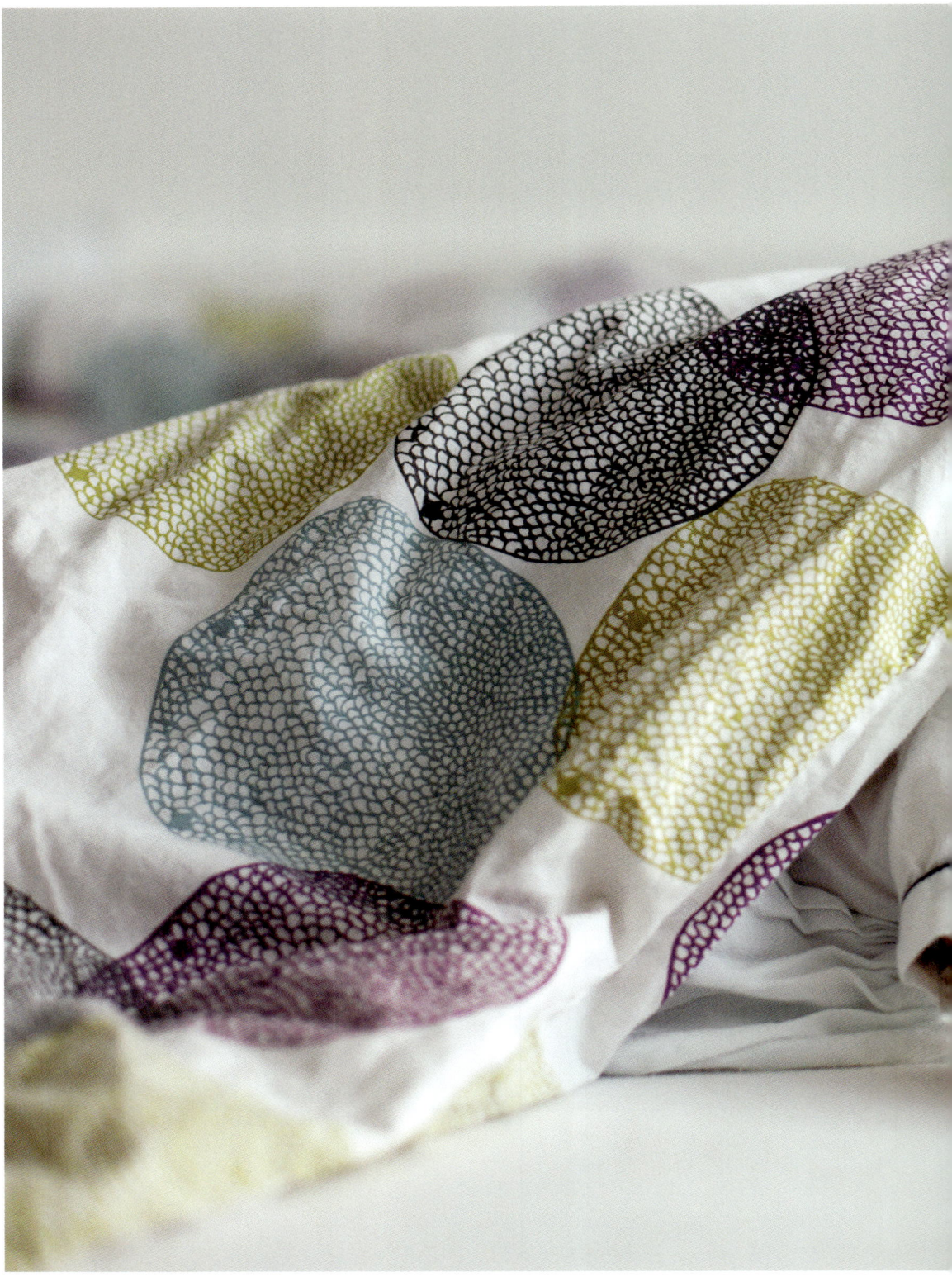

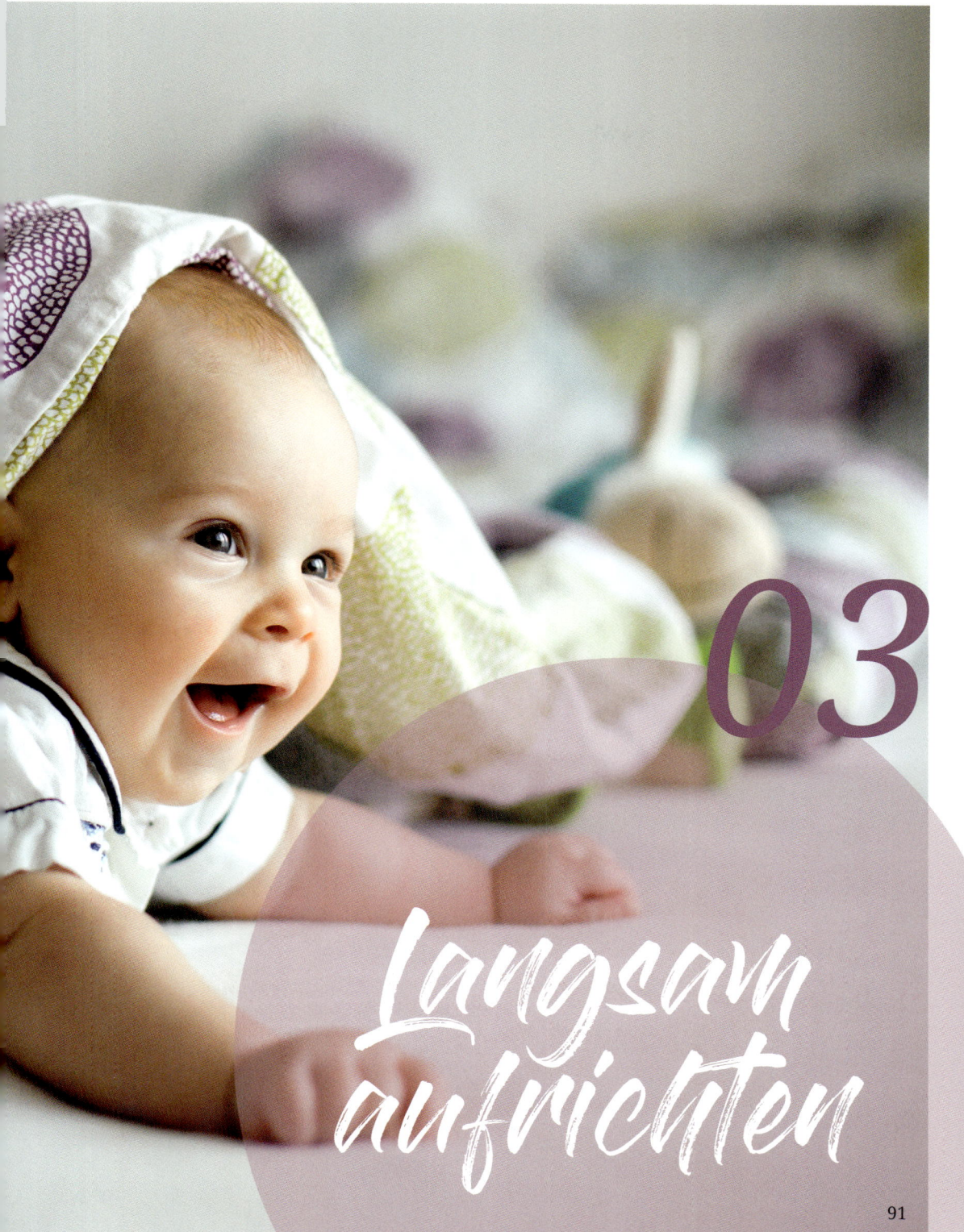

Langsam aufrichten

Das Baby beginnt, sich auf die Hände und Knie zu stützen und zu krabbeln: In diesem Kapitel werden hauptsächlich der Rücken und die Rückseite von Armen und Beinen behandelt.

Bei manchen Babys ist sie furchtbar unbeliebt: die Bauchlage. Aber nachdem Sie Ihr Kind an diese Position sanft herangeführt haben – das lernen Sie in diesem Kapitel –, wird es sie lieben. Denn es merkt, dass es in Bauchlage viel mehr sehen, greifen und entdecken kann. Diese Position ist auch wichtig, um krabbeln zu lernen. Und: Damit das Baby ein paar Monate später in den Stand kommen kann. Genau das Richtige für kleine Forscher. Sobald Kinder auf eigenen Beinen stehen, ist das ein Aufbruch in eine neue Welt. Alles sieht ganz anders aus. Bis sie laufen können, dauert es nicht mehr allzu lange.

Betrachtet man das Energiekonzept, gibt die Meridiangruppe *hintere Familie* den Impuls für diese Aufrichtung. Zu dieser Gruppe gehören der spätere Blasen-, Nieren-, Herz- und Dünndarmmeridian. Bei der Behandlung liegt das Kind auf dem Bauch, so dass Sie den Rücken und die Rückseite von Armen und Beinen verwöhnen können.

Die Wirbelsäule hat sich im Alter von sechs Monaten so weit entfaltet, dass das Kind nun die Hände gezielt zum Greifen und Stützen einsetzen kann. Durch die Belastung der Handflächen wird die Entwicklung der Tiefenwahrnehmung unterstützt, die Fähigkeit sich selbst zu spüren. Das Krabbeln, das ein paar Monate später kommt, ist für die motorische Entwicklung ebenfalls von großer Bedeutung und hat auch Auswirkungen auf Koordination und Gleichgewicht. Durch den wechselnden Druck auf Hände und Knie wird beim Krabbeln auch die Tiefenwahrnehmung gestärkt.

> Die Wirbelsäule hat sich im Alter von sechs Monaten so weit entfaltet, dass das Kind nun die Hände gezielt zum Greifen und Stützen einsetzen kann.

Voraussetzung für diese wichtigen Entwicklungsschritte ist, wie erwähnt, dass Sie Ihrem Kind die Bauchlage anbieten. Dies ist heutzutage ein schwieriges Thema, weil viele Eltern ihr Baby – aus Angst vor dem plötzlichem Kindstod – nicht oder nicht ausreichend oft auf den Bauch legen, obwohl die Empfehlung zur Vermeidung der Bauchlage nur für den Schlafzustand des Säuglings gilt. Die Folgen zeigen sich später, zum Beispiel als „schwacher Rücken" im Kindergarten und in der Schule. Deswegen lohnt es sich, unsere Anregungen im Praxisteil dieses Kapitels auszuprobieren.

Vorher wollen wir aber noch erwähnen, welche Fähigkeiten der Meridiangruppe „hintere Familie", die wir in diesem Kapitel behandeln, außerdem zugeordnet werden. Während in den ersten Lebensmonaten hauptsächlich das ICH im Vordergrund steht und das Baby keinen Unterschied zwischen sich selbst und der Welt macht, kommt nun das DU ins Spiel. Und dieses Gegenüber ist für die weitere Entwicklung von enormer Bedeutung. Ein Kind braucht für seinen Reifungsprozess ein Gegenüber. Wir sind ja soziale Wesen. Das Baby lernt, andere Menschen bewusst wahrzunehmen. Mit ungefähr sechs Monaten – hier streitet sich die Forschung über den Zeitpunkt – erkennt es auch seine Eltern und weiß, zu wem es gehört. Nun lächelt es bewusst Mama oder Papa an oder verweigert dieses Lächeln, wenn es sich nicht sicher fühlt oder vielleicht gerade keine Lust dazu hat.

> Während in den ersten Lebensmonaten hauptsächlich das ICH im Vordergrund steht und das Baby keinen Unterschied zwischen sich selbst und der Welt macht, kommt nun das DU ins Spiel.

Auch das Hören und Sprechen gehört laut Energiekonzept zur „hinteren Familie". Sofort nach der Geburt erkennt das Baby schon die Stimmen, die es häufig im Mutterleib gehört hat. Mit der Zeit lernt es die verschiedenen Geräusche wahrzunehmen und zuzuordnen.

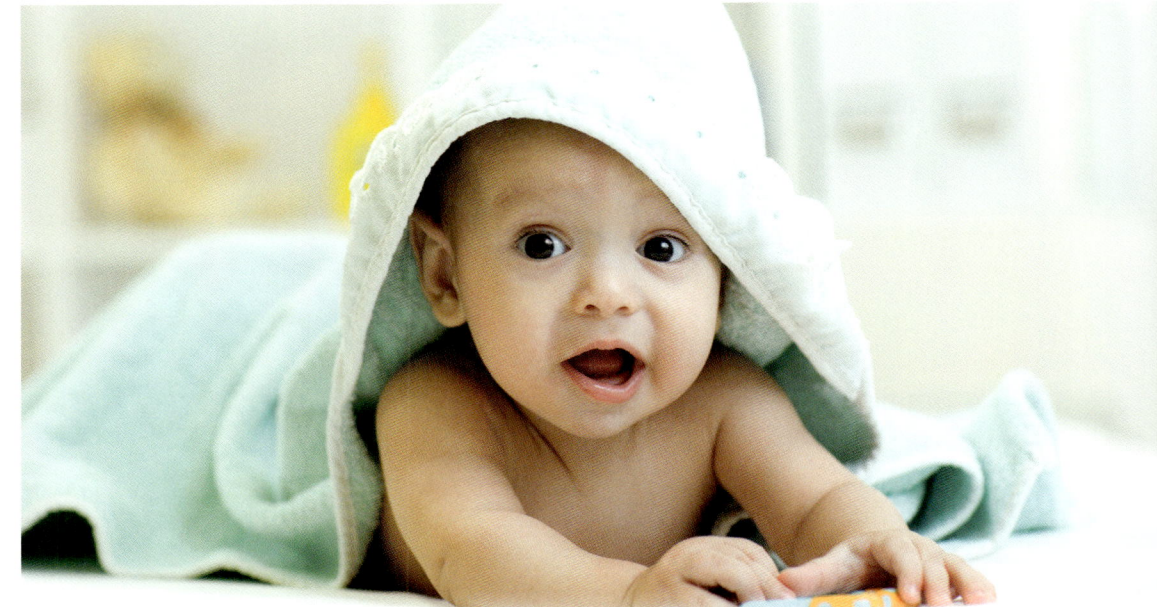

Erstaunlich:

Unabhängig von der Hörfähigkeit ist die Lautbildung in den ersten sechs Monaten bei allen Kindern auf der Welt gleich. Erst ab sechs Monaten orientieren sich Kinder an ihrer Muttersprache. Hier wird dann oft beobachtet, dass gehörlose Kinder die Lautbildung langsam einstellen.

In diesem Alter setzen beim Baby nun auch die ersten echten Gefühle ein. Traurigkeit, Wut, aber auch Glücksgefühle. Das Gehirn ist jetzt so weit ausgereift, dass die Gefühlswelt zunehmend das Handeln mitbestimmt.

Babys zeigen uns nun sehr deutlich, wenn ihnen etwas zu viel wird. Auch beim Baby-Shiatsu. Sie halten dann keinen Blickkontakt mehr oder schließen die Augen. Das bedeutet: „Ich brauche eine Pause!" Wenn wir Erwachsenen diese Zeichen übersehen, hilft dem Baby nur noch, sein Unbehagen über Weinen deutlich zu machen.

Die Fähigkeit zu spüren, wann man ein Pause braucht, und sich diese auch zu gönnen: Diese so wichtige Kompetenz lernen wir in der frühen Babyzeit und wir brauchen sie dann ein ganzes Leben.

> Die Fähigkeit zu spüren, wann man ein Pause braucht, und sich diese auch zu gönnen: Diese so wichtige Kompetenz lernen wir in der frühen Babyzeit und wir brauchen sie dann ein ganzes Leben.

Moment mal!

Wie ist das bei Ihnen? Nehmen Sie sich eine kleine Auszeit, wenn Sie spüren, dass Sie dringend Energie tanken müssten? Gerade als junge Eltern ist es nicht so einfach, sich diese Krafttankzeit zu nehmen. Wie sieht das in Ihrem Tagesablauf aus? Und nun überlegen Sie sich zwei konkrete Möglichkeiten, wie Sie heute einen Moment der Ruhe und Regeneration umsetzen könnten. Oft genügen wenige Minuten. Es geht einfach nur darum, den ersten Schritt zu tun. Räumen Sie zum Beispiel nicht die Wohnung auf, wenn Ihr Baby Mittagsschlaf macht. Legen Sie sich einfach eine halbe Stunde dazu oder schnappen Sie sich ein Buch und lesen Sie ein Kapitel.

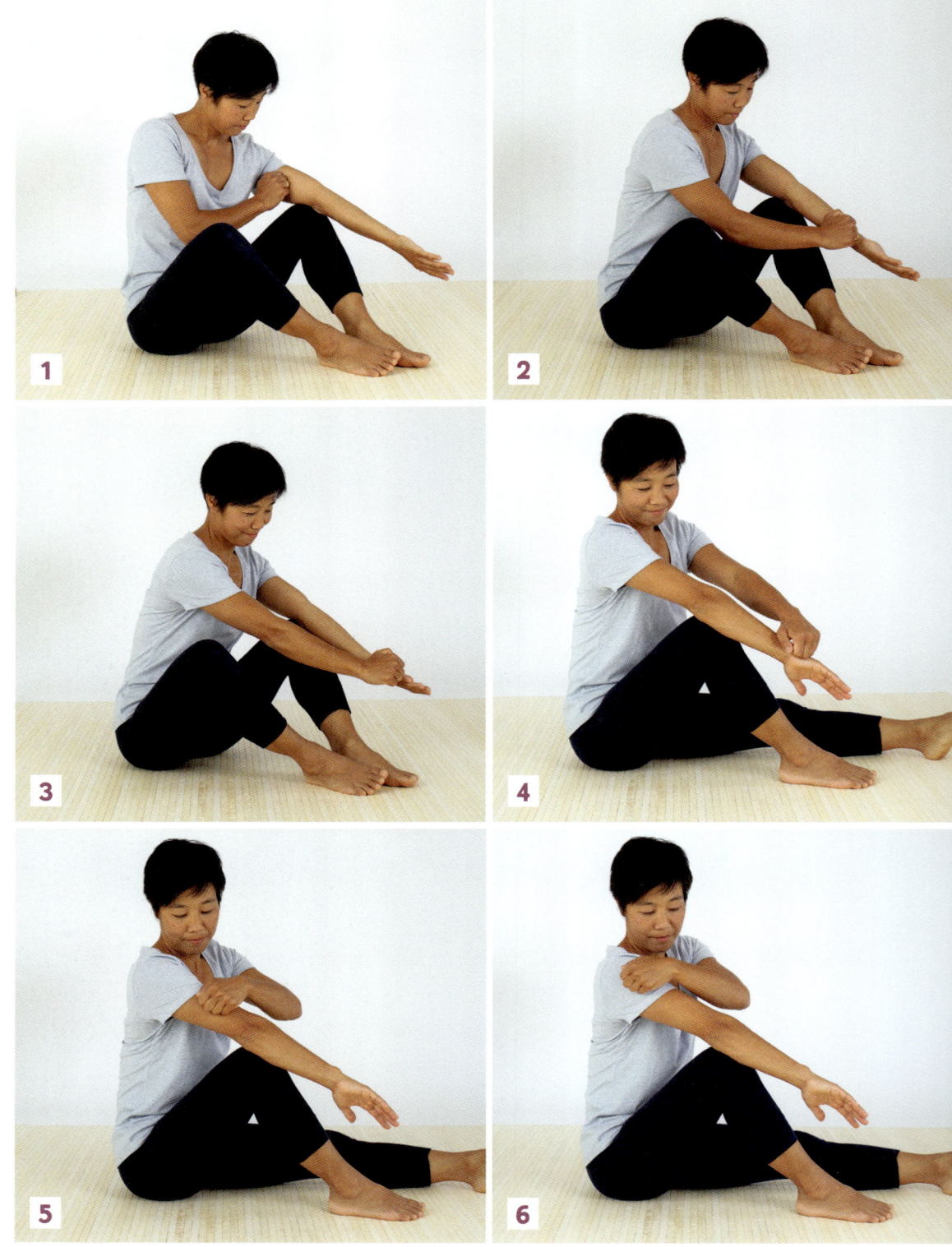

IN DIE PRAXIS

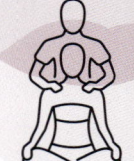

Aktivierungsangebot für Mutter und Vater

Sollten Sie das Gefühl haben, dass die „hintere Familie" bei Ihnen besonders viel Aufmerksamkeit braucht, ist es äußerst wohltuend, wenn Sie immer wieder zwischendurch folgende drei Übungen durchführen – sitzend oder stehend. Das ist dann auch gleich ein wenig Zeit, die Sie sich gönnen.

Die Haltung verbessern

Bilden Sie mit der rechten Hand eine lockere Faust und klopfen Sie sich damit auf die linke Schulter, im Anschluss entlang der Innenseite des Arms von oben nach unten – Richtung kleiner Finger. Umrunden Sie ihn und klopfen Sie auf der äußeren Armseite wieder von unten nach oben – Richtung Achsel. Wiederholen Sie diese Sequenz zwei Mal, dann auf der anderen Seite durchführen.

<u>Das bringt es:</u> Verbessert die Haltung, entspannt den Nacken, entlastet die Schultern.

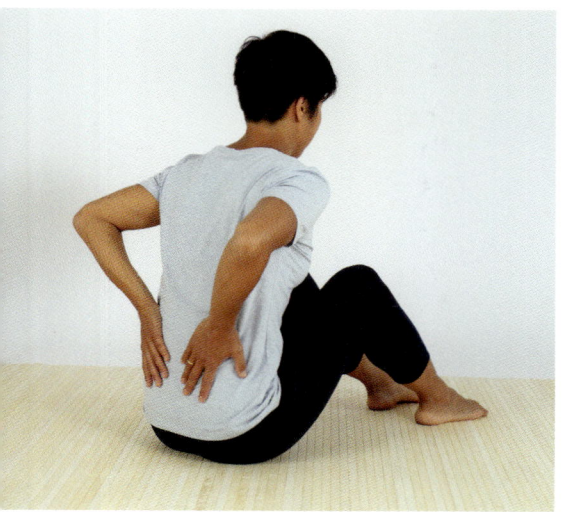

Den Rücken stärken

Legen Sie Ihre Handflächen auf den Nierenbereich und wärmen Sie diesen durch kräftiges Auf- und Abreiben.

<u>Das bringt es:</u> Lindert Verspannungen im unteren Rücken. Wirkt sich positiv auf das gesamte Wohlbefinden aus.

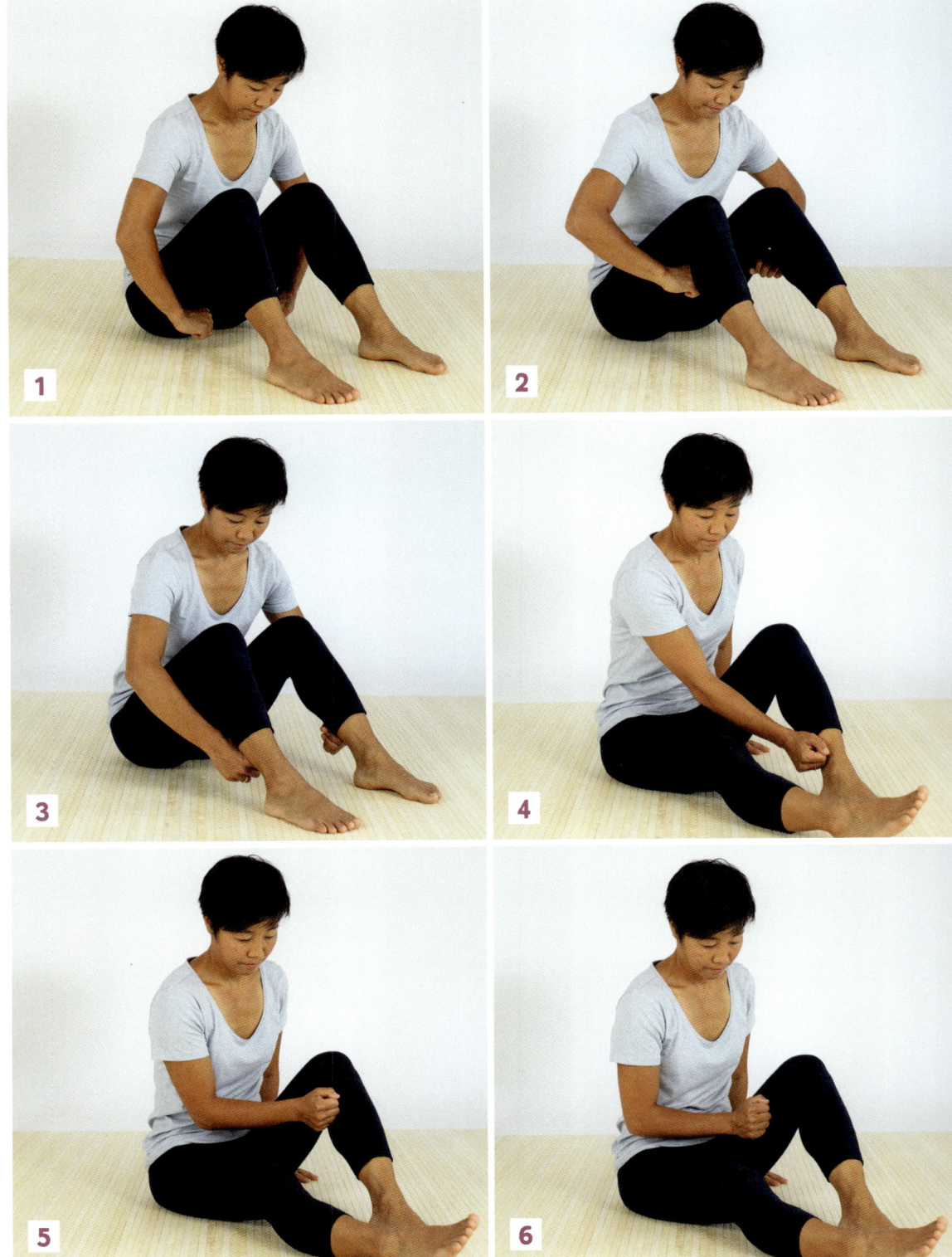

Muntert müde Beine auf

Stellen Sie sich hinten an Ihren Beinen eine Mittellinie vor. Klopfen Sie darauf von oben nach unten. Auf der Innenseite der Beine arbeiten Sie sich wieder nach oben. 2 Mal wiederholen.

Das bringt es: *Entspannt die Beine, verbessert die Aufrichtung und baut Spannung ab.*

Familie in Balance

Entspannte Eltern haben meist auch entspannte Kinder. Kinder spüren sofort den Spannungszustand ihrer Eltern. Je ausgeglichener wir als Eltern in herausfordernden Situationen sein können, desto besser kann sich Ihr Kind entspannen. Es fühlt sich gehalten, gestärkt und spürt eine sichere Basis.

Techniken für Kinder

BABY-GLÜCKSGRIFFE

Wenn Ihr Baby beginnt, sich aufzurichten, wird das Umfeld für das Kleine Schritt für Schritt spannender. Manchmal sogar verlockender als der Genuss einer Behandlung. Das Kind krabbelt von den Eltern weg und wenn es eine Portion Sicherheit und Geborgenheit braucht, kommt es zurück. Erst wenn die Entdeckungsreise zu Ende ist, ist eine Behandlungssequenz möglich.

Achten Sie immer auf die Signale des Babys. Es zeigt Ihnen, wenn es eine Pause braucht.

Durch die Behandlung der *hinteren Meridianfamilie* auf der Körperrückseite erfährt das Baby Rückhalt und Rückendeckung bei seinen Eltern. Es kann die Welt erforschen und immer wieder in den sicheren Hafen zurückkehren.

Achten Sie stets auf die Signale des Babys. Es zeigt Ihnen, wenn es eine Pause braucht. Die vielen Informationen, die durch diese Anregungen vom Gehirn verarbeitet werden müssen, strengen Kinder an. Eine Pause hilft, das Gelernte besser zu verarbeiten und zu verankern.

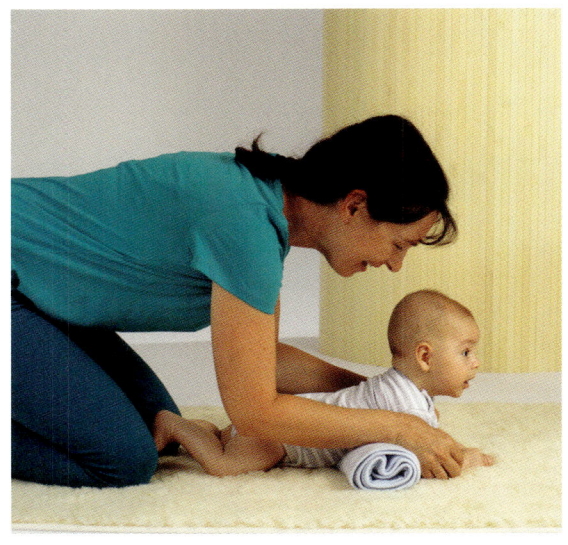

Wirbelsäule stärken

Legen Sie Ihr waches Baby auf den Bauch. Wenn es in dieser Position noch unsicher ist, können Sie eine kleine Handtuchrolle quer unter der Brust unter die Achseln legen, um die Liegeposition zu erleichtern. Die Ellbogen sollten den Boden berühren.

<u>Das bringt es:</u> Das Baby übt, sein Köpfchen zu halten. Die Bauchlage ist eine sehr wichtige Stellung, damit sich Wirbelsäule und Rückenmuskulatur gut entwickeln.

Auf die Bauchlage einstimmen

Ihr Baby liegt vor Ihnen auf dem Bauch. Legen Sie sanft beide Hände großflächig auf den oberen Rücken Ihres Kindes. Lassen Sie sich und Ihrem Baby einen Moment, um sich auf die Berührung einzustimmen. Dann arbeiten Sie mit sanftem gleichmäßigem Druck Ihrer Hände vom Schulterbereich bis nach unten zu den Fußsohlen. Wiederholen Sie das.

Das bringt es: Hilft dem Baby, sich auf die Bauchlage einzustimmen. Verbessert die Wahrnehmung für die Körperrückseite. Stärkt Rücken- und Nackenmuskulatur.

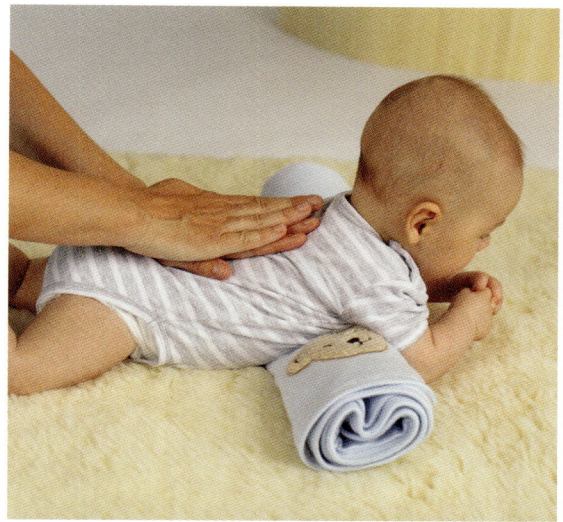

Aufrichten

Legen Sie nun in Schulterblatthöhe beide Hände übereinander auf die Wirbelsäule und arbeiten Sie mit leichtem Zug nach unten weiter, bis Sie auf dem Kreuzbein ankommen. Dort verweilen Sie für einen Moment.

Das bringt es: Unterstützt die Aufrichtung.

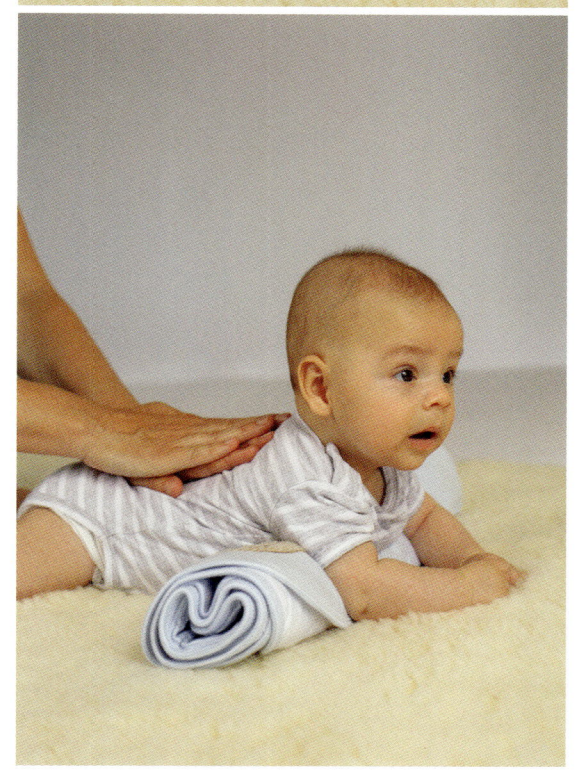

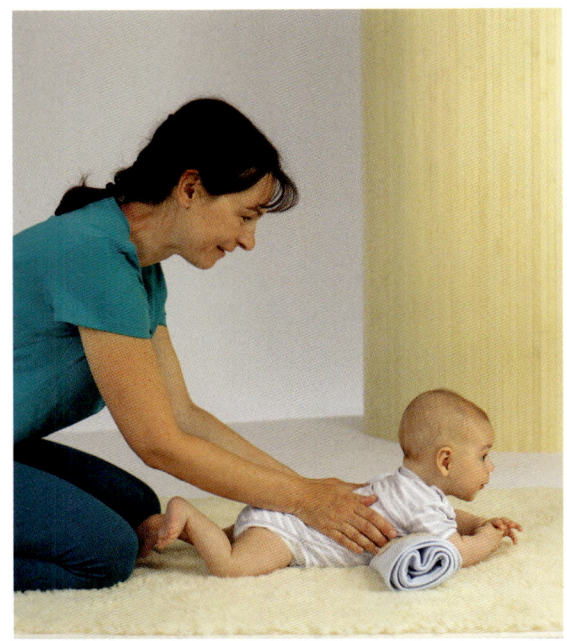

Rücken kräftigen

Umfassen Sie mit beiden Händen seitlich den Rumpf, die Daumen bleiben am Rücken. So wandern Sie hinunter bis zum Becken. Üben Sie dabei mit den Daumen einen sanften Druck beidseits neben der Wirbelsäule aus.

Angekommen am Kreuzbein, legen Sie Ihre Hände übereinander. Üben Sie einen sanften Zug in Richtung Babyfüße aus. Halten Sie diesen für ein paar Atemzüge.

Das bringt es: *Die Fähigkeit des Kindes, sich aufzurichten, verbessert sich. Die Übung stärkt die Wirbelsäule. Das ist wichtig für einen gesunden Rücken.*

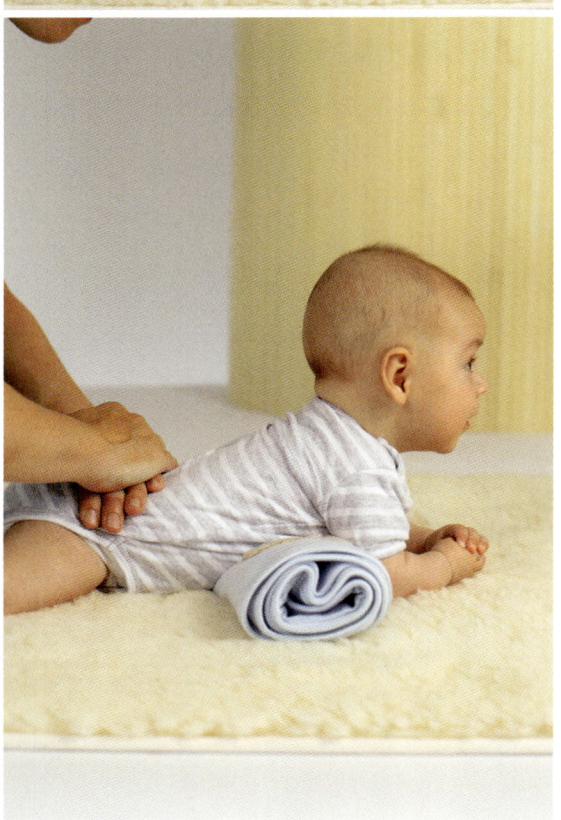

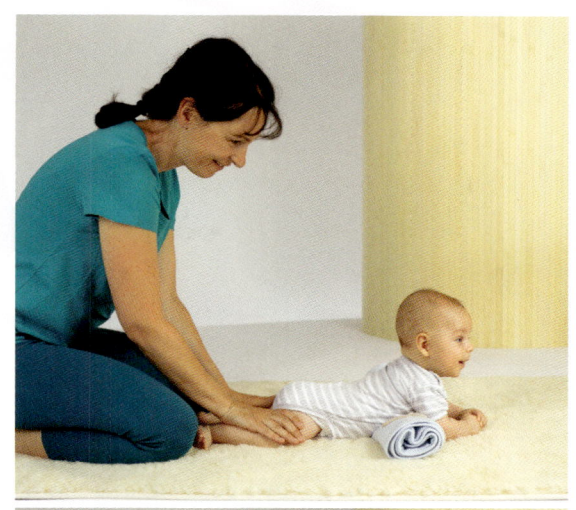

Beine spüren

Jetzt umfassen Sie jeweils mit einer Hand die Rückseite der Oberschenkel Ihres Kindes und wandern mit etwas Druck hinunter bis zu den Füßen. Achten Sie darauf, nicht mit Daumen oder Fingerspitzen die Beinvorderseite zu umfassen.

Das bringt es: Die Wahrnehmung für Beine und Füße verbessert sich. Das Baby kommt leichter in die Aufrichtung.

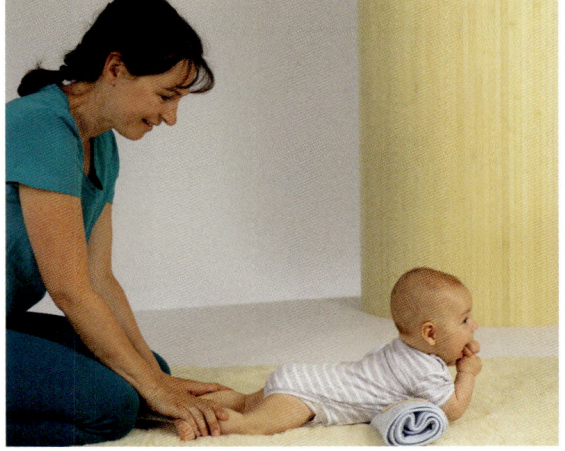

Ruhe vermitteln

Diese Übung kennen Sie bereits aus der Behandlung in Rückenlage: Umfassen Sie mit jeder Hand einen Fuß. Üben Sie mit den Daumen für ein paar Atemzüge Druck auf die Vertiefung in der Mitte von Babys Fußsohle aus.

Das bringt es: Die Berührung des Punktes „Sprudelnder Quell" hilft leicht ablenkbaren Kindern zur Ruhe zu kommen. Das Kind schaltet leichter ab und findet besser in den Schlaf.

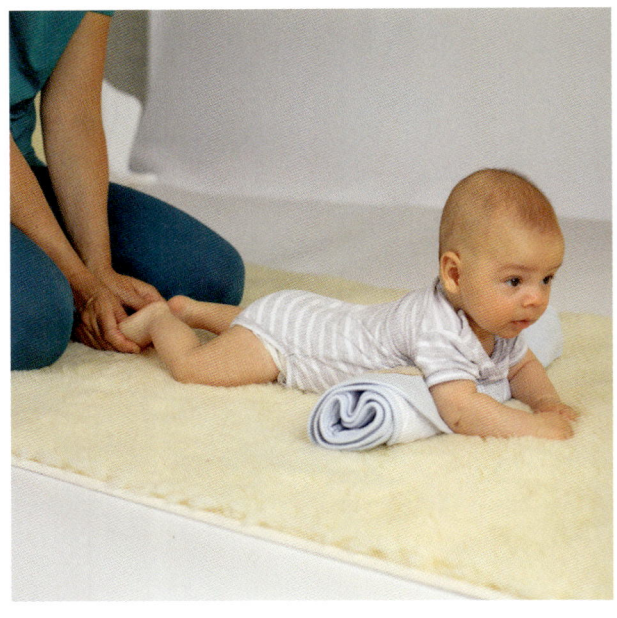

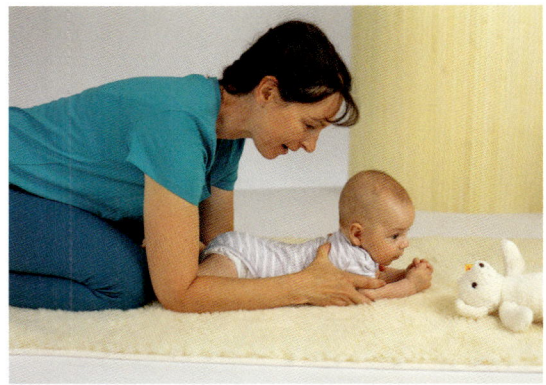

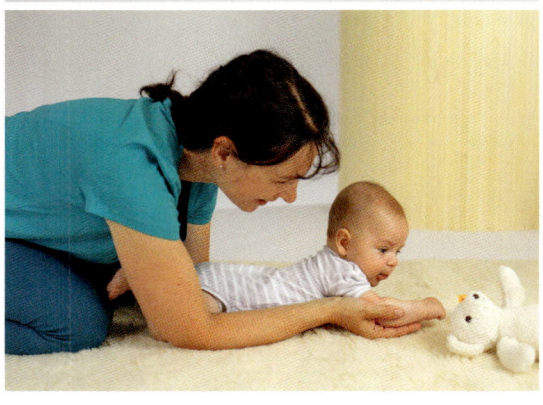

Gewicht verlagern

Das Baby liegt auf dem Bauch. Umfassen Sie die Außenseite der angewinkelten Arme des Kindes. Üben Sie leichten Druck nach unten aus, damit das Baby spürt, wie es sich auf die Unterlage stützt. Die Daumen ruhen jeweils auf der Mitte der Schulterblätter. Üben Sie hier einen sanften Druck aus und halten Sie diesen. Damit unterstützen Sie Ihr Kind, den Kopf zu heben und ein Gefühl für die Ellbogenstütze zu bekommen. Dann verlagern Sie sein Gewicht auf einen Arm. Kurz halten. Dann die Seite wechseln.

Das bringt es: Das Baby spannt aktiv die Muskulatur seines Oberkörpers an und richtet seine Schultern auf. Für eine gute Haltung ist das die Grundlage. Das Kind lernt, sich auf seine Arme zu stützen.

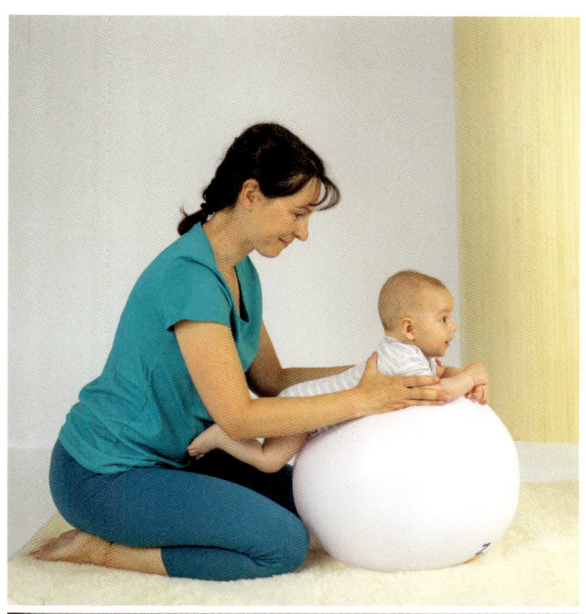

Lehnt Ihr Baby die Bauchlage ab, können Sie es durch folgende Spielideen an die Position heranführen:

Köpfchen halten

Legen Sie Ihr Baby in Bauchlage auf einen Wasserball. Er sollte ungefähr einen Durchmesser von 30 Zentimetern haben und nicht zu fest aufgeblasen sein. Halten Sie Ihr Kind mit beiden Händen seitlich am Rumpf. Die Füße des Kindes berühren den Boden oder – wenn das Baby noch sehr klein ist – Ihre Oberschenkel. Mit großer Begeisterung beginnt sich das Kind mit den Füßen abzustoßen und dabei den Kopf aufzurichten. Dem Baby macht die Übung noch mehr Spaß, wenn die Mama es dabei anschaut.

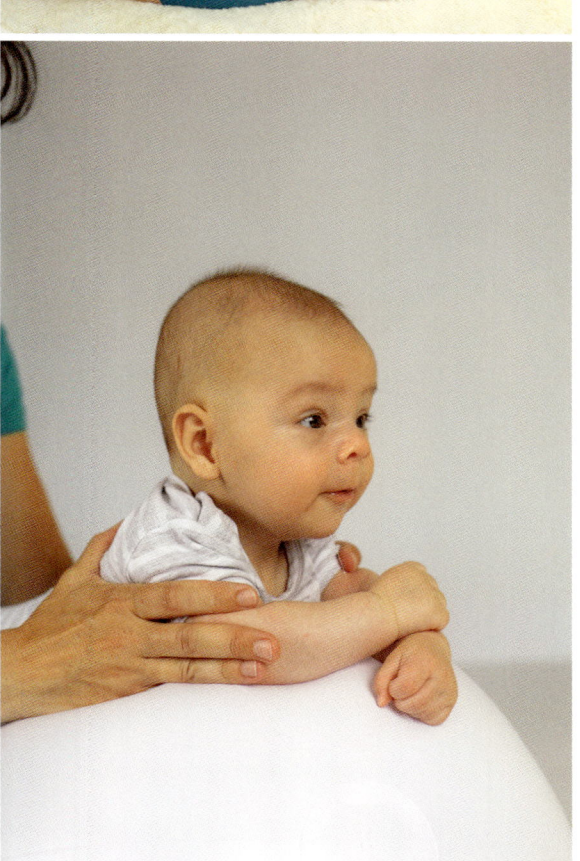

Das bringt es: *Dieses Spiel hilft Babys, sich an die Bauchlage zu gewöhnen. Da der neue Blickwinkel auf die Welt so spannend ist, vergessen sie völlig, wie anstrengend das Halten des Kopfes in Bauchlage ist. Der Rücken wird gestärkt und gestreckt.*

An die Bauchlage heranführen

Nimmt Ihr Kind nicht gerne die Bauchlage ein, legen Sie es doch mal quer über Ihre Oberschenkel. Sie sitzen mit ausgestreckten Beinen bequem auf dem Boden. Jetzt überkreuzen Sie die Beine. Der Oberkörper des Babys befindet sich auf dem oberen Bein, die Arme hängen nach unten. Greifen Sie mit einem Arm unter Ihrem Baby durch. Legen Sie die andere Hand flach auf den Rücken Ihres Kindes und wandern Sie dann mit sanftem Druck und gleichzeitigem Zug nach unten Richtung Kreuzbein, verharren Sie da für einige Atemzüge.

Das bringt es: *Diese Position erleichtert dem Baby die Bauchlage und gewährt ihm spannende neue Ausblicke. Kleine Bauchlage-Muffel freuen sich über die neue Sicht der Dinge.*

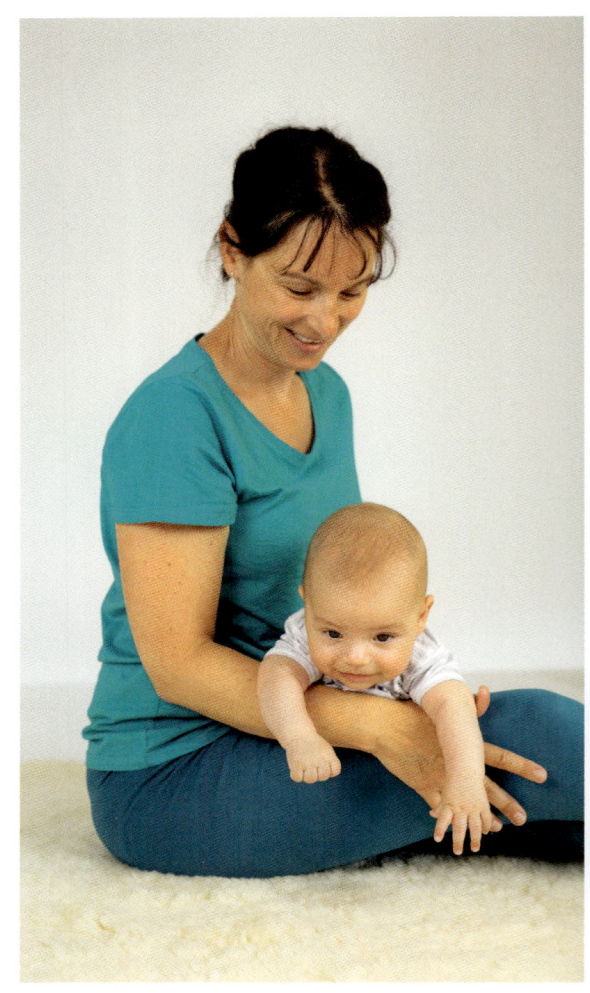

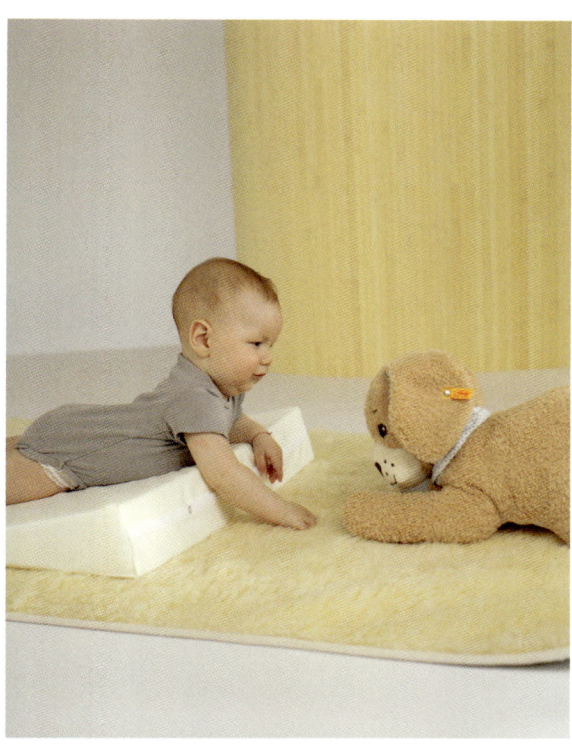

In der Schräge

Auch mit einem Sitzkeil können Sie das Baby an die Bauchlage gewöhnen. Legen Sie das Baby auf die Schräge. Seine Arme sollten auf der hohen Seite auf den Boden kommen. Gehen Sie auf Augenhöhe mit dem Baby. Unterhalten Sie sich mit ihm. Sie können ihm auch einen Ball zurollen oder ein interessantes Spielzeug geben. Dann ist es meist so fasziniert, dass es die Anstrengung der Bauchlage vergisst. Unterstützend können Sie eine Hand auf Babys Kreuzbein legen.

Das bringt es: Stärkt die Bauch-, Rücken- und Nackenmuskulatur.

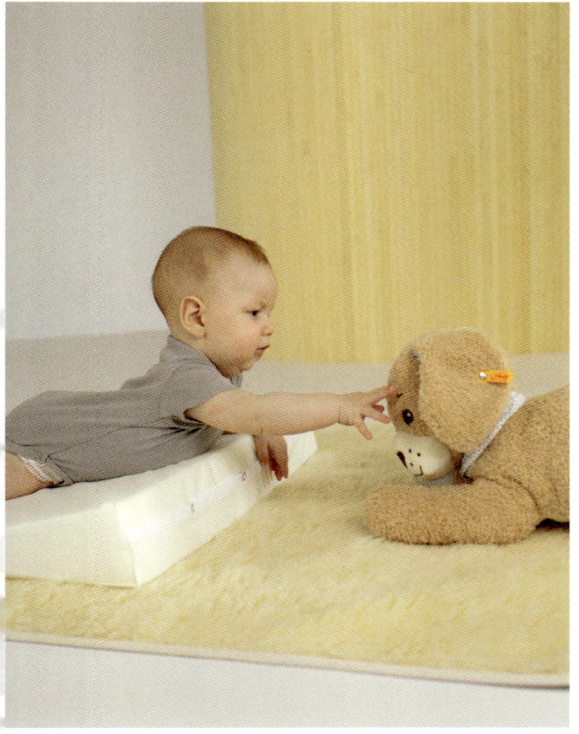

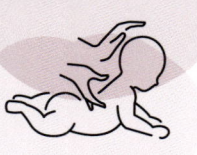

Techniken für Kinder

STREICHELMEDIZIN

Das Kleine ist ganz aufgewühlt und kommt nicht zur Ruhe? Eine Fußbehandlung wirkt jetzt Wunder. Und der Fliegergriff hilft vielen Säuglingen bei Bauchweh.

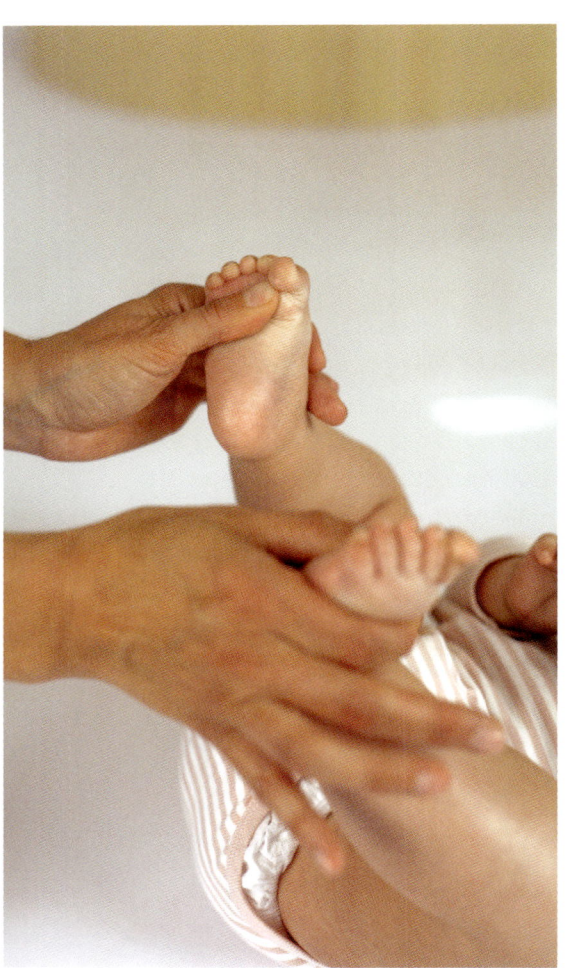

Für mehr Ausgeglichenheit

In der Mitte der Fußsohle befindet sich der Akupunkturpunkt „Sprudelnder Quell". Malen Sie mit dem Daumen einen Kreis darum. Er darf mal ein bisschen größer und dann wieder ein bisschen kleiner werden. Zum Schluss drücken Sie einen Moment in die Vertiefung der Fußsohle.

Das bringt es: Die Fußbehandlung wirkt entspannend. Dieser besondere Punkt hat aber auch eine belebende Wirkung, ohne unruhig zu machen.

Blick nach JAPAN

Babys Hunderttagefeier

Die Japaner lassen keinen Anlass aus, um das Leben zu würdigen. So kommt die Familie auch zusammen, wenn das Baby einhundert Tage alt wird. Es gibt ein reichhaltiges Buffet für alle. Dem Säugling wird symbolisch etwas Reis an den Mund gehalten. Die Bedeutung dahinter: Das Kind soll sein Leben lang genug zu essen haben. Und auch ein Stein findet sich auf dem Buffet. Er steht dafür, dass das Baby gute, feste Zähne bekommt.

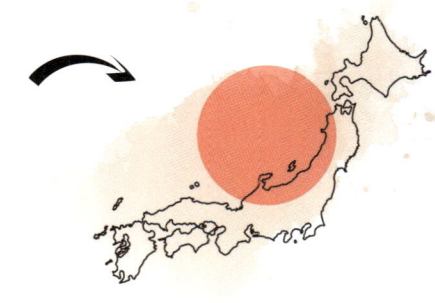

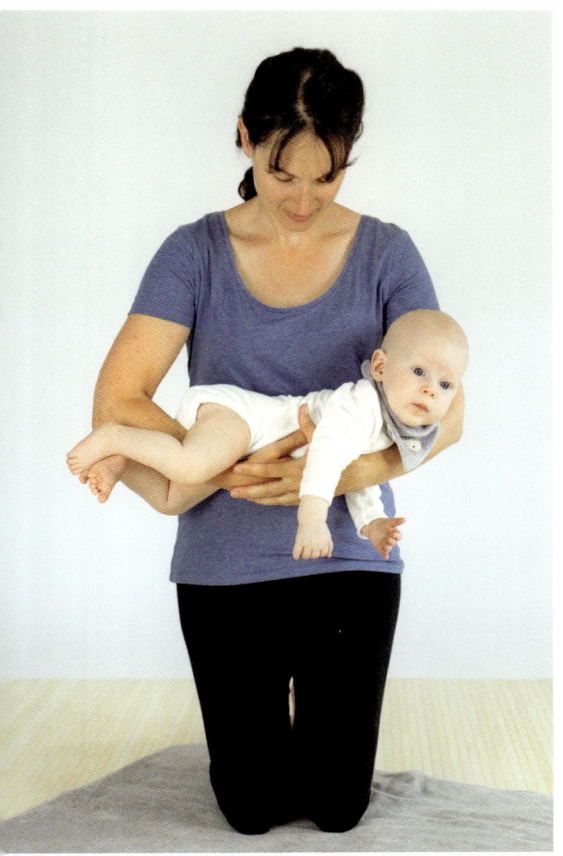

Fliegergriff gegen Blähungen

Ihr Kleines liegt bäuchlings auf Ihren Unterarmen. Achten Sie darauf, dass Sie das Kind nicht in einer leichten Seitlage halten. Laufen Sie jetzt durch den Raum – mal schnell, mal langsam – das wird Ihrem Nachwuchs gefallen. Er wird sein Köpfchen heben und beobachten, wie das Zimmer aus dieser Sicht aussieht. Wechseln Sie die Seiten, so dass das Baby auch in die andere Richtung schauen kann.

<u>Das bringt es:</u> Durch den Fliegergriff gewöhnt sich das Kind an die Bauchlage und die Muskeln, die das Köpfchen und den Rumpf halten, werden gestärkt. Die Position empfiehlt sich auch für Babys, die unter Blähungen leiden.

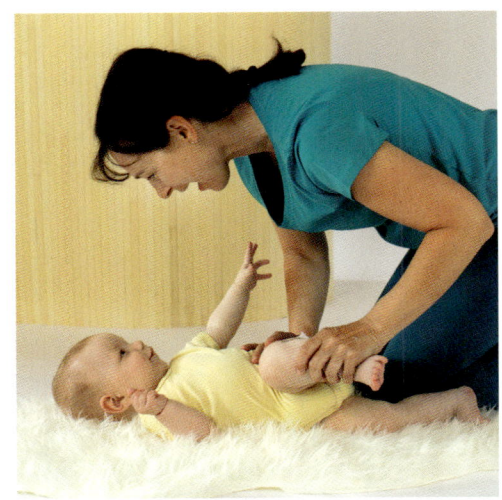

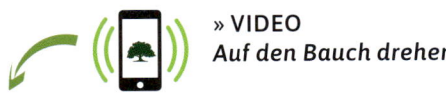

» VIDEO
Auf den Bauch drehen

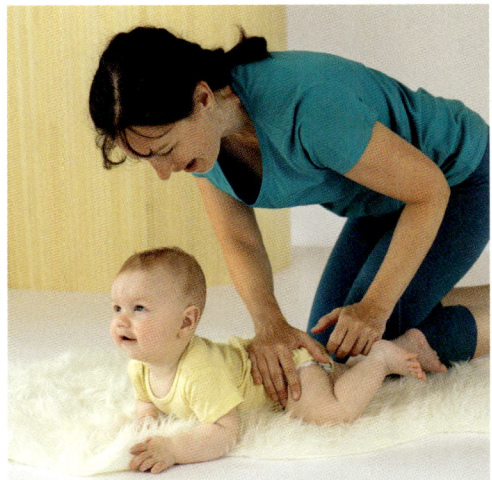

✱ Alltagstipps

Auf den Bauch drehen
Legen Sie Ihre rechte Hand auf die Hüfte des Babys und beugen Sie das linke Bein an. Hebt das Baby sein Köpfchen, drehen Sie es vollständig auf den Bauch.

Regelmäßig das Bett umdrehen
Damit es bei Ihrem Baby nicht zu Asymmetrien des Körpers oder zu Fehlstellungen des Kopfes kommt, drehen Sie das Bettchen regelmäßig um. Ihr Kind wendet den Kopf immer in die Richtung, aus der Stimmen und Licht kommen. So entwickelt es keine Lieblingsseite.

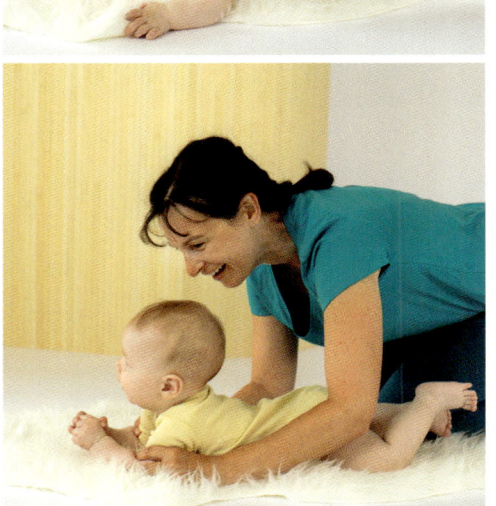

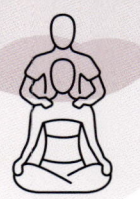

Techniken für Erwachsene

STARKE ELTERN
Babys spiegeln häufig die Stimmung ihrer Umgebung oder der Bezugspersonen wider. Wenn Ihr Kind also abends nicht zur Ruhe kommt, sollten Sie mal darüber nachdenken, wie Ihr Tag war und wie es Ihnen im Moment geht

Eine Reizüberflutung des Babys, bedingt durch einen zu vollen Tag, wirkt sich häufig abends durch Schreien aus. Gerade in den ersten Wochen kann ein Säugling Reize noch nicht filtern oder abblocken. Er ist ihnen völlig ausgeliefert und fühlt sich dadurch überwältigt. Häufig beginnt diese Phase zwischen 17 und 19 Uhr. Eine eigene abendliche Familientradition zu entwickeln hilft allen, zur Ruhe zu kommen. *Wie wäre es mit einer gegenseitigen Rückenstärkung für Sie als Paar?*

Hier hilft diese kurze Entspannungssequenz zu zweit. Regelmäßig ausgeführt werden Sie merken, welch wohltuende Wirkung diese Übungsfolge hat.

Entweder Sie nutzen die Zeit, wenn Ihr Baby schläft, und genießen diese gemeinsame Aktivität nur für Sie als Paar. Oder Sie legen Ihr Baby neben sich auf den Boden.

Im Shiatsu gilt: *Weniger ist oft mehr!*

Nehmen Sie sich deshalb anfangs nur ein paar Übungen vor und arbeiten Sie diese aufmerksam und entspannt durch. Lassen Sie sich dabei Zeit für jeden Handgriff. Gönnen Sie nach der Behandlung auch Ihrem Partner eine kleine Nachruhe und die Möglichkeit des Nachspürens.

> Eine eigene abendliche Familientradition zu entwickeln hilft allen, zur Ruhe zu kommen.

So stärken Sie sich als Paar den Rücken:

Sie sitzen hintereinander – am besten auf einem Hocker ohne Lehne, damit Sie den ganzen Rücken erreichen können. Sie können die Übung auch im Stehen durchführen.

1 Wärme spüren

Reiben Sie Ihre Handflächen kräftig gegeneinander, bis sie sich ganz warm anfühlen. Legen Sie sie anschließend auf die Schultern Ihres Partners. Fragen Sie nach, ob die Wärme spürbar ist. Wenn nicht, reiben Sie Ihre Hände nochmals kräftig aneinander und legen Sie die Hände erneut auf.

Das bringt es: Sie bekommen wieder ein Gefühl für Ihren Rücken. Die Technik soll auch die Atmung unterstützen und Verspannungen lösen.

2 Haltung verbessern

Legen Sie Ihre Hände wieder auf die Schultern Ihres Partners. Wandern Sie nun rechts und links im Wechsel neben der Wirbelsäule mit der ganzen Handfläche von oben nach unten. Wiederholen Sie das zwei Mal immer von oben nach unten. **Wichtig:** Fragen Sie Ihren Partner, ob der Druck so angenehm ist oder ob er stärker oder schwächer sein soll.

Das bringt es: Verbessert die Haltung und entlastet den Rücken.

3 Rücken kräftigen

Legen Sie nun eine Hand unten auf die Wirbelsäule. Die Wirbelsäule liegt zwischen Daumen- und Kleinfingerballen. Rollen Sie die Handfläche vom Handballen Richtung Fingerspitzen ab und setzen Sie die nächste Hand direkt darüber an. Arbeiten Sie bis nach oben. Nun kombinieren Sie beide Techniken. Mit den Handflächen neben der Wirbelsäule nach unten und über die Wirbelsäule wieder nach oben.

Das bringt es: Stärkt den Rücken und hilft, wieder aufrecht zu sitzen und zu stehen. Sie fühlen sich entspannt und erfrischt.

4 Verspannungen lösen

Legen Sie die Hände auf die Schultern Ihres Partners. Können Sie die Muskeln fühlen? Sind sie weich oder hart? Kneten Sie nun ganz sanft den oberen Schulterrand. Das sollte sich angenehm für den Partner anfühlen.

Das bringt es: Löst Verspannungen im Schulterbereich, verbessert die Durchblutung zum Kopf und unterstützt das Stillen bei Müttern.

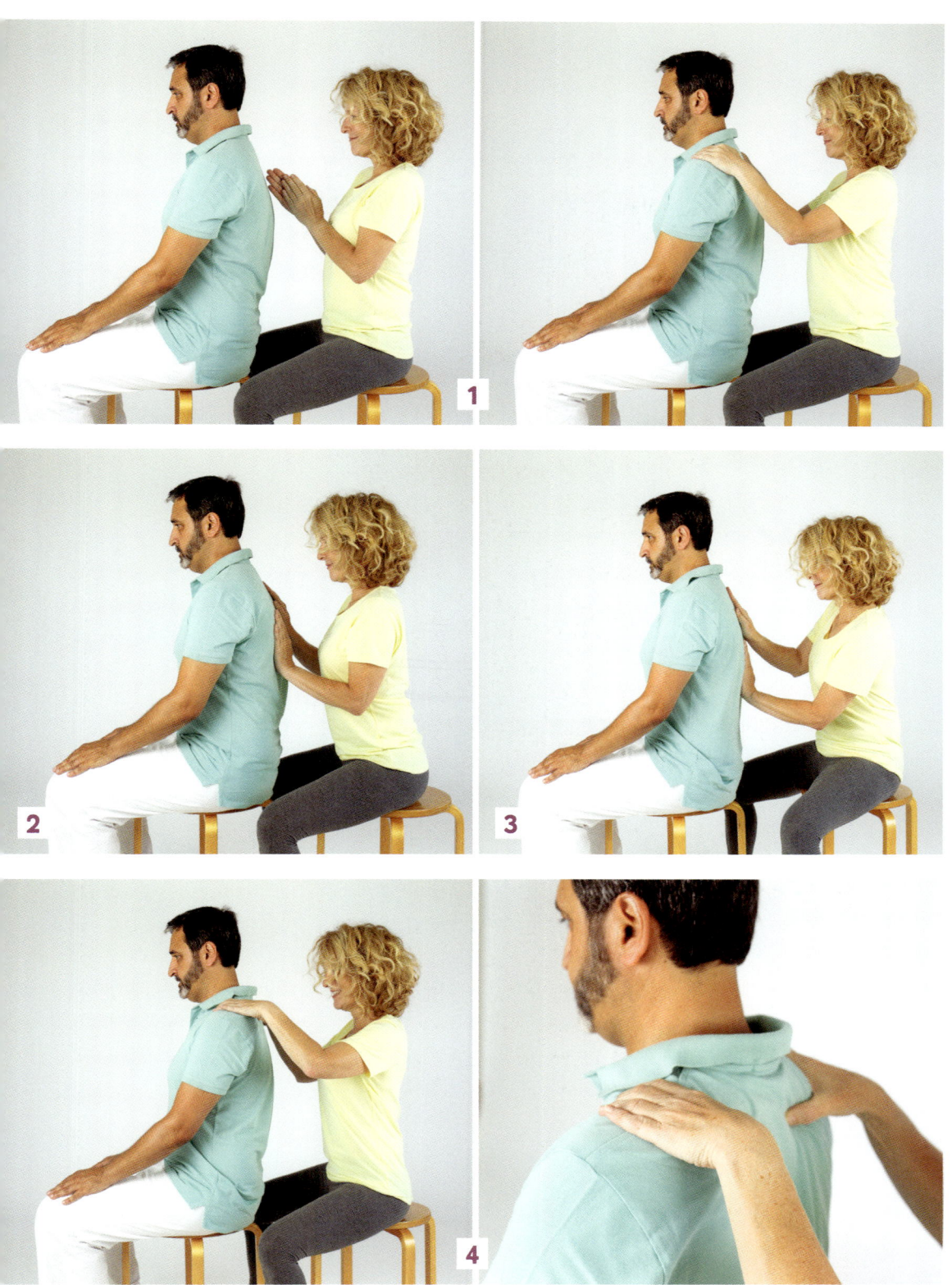

Exkurs: *Hat Ihr Baby eine Lieblingsseite?*

Thomas Wernicke, Arzt für Allgemeinmedizin, Schwerpunktpraxis für Säuglings- und Kinderbehandlung

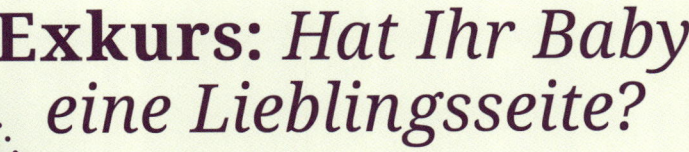

Ihr Baby neigt den Kopf ständig zu einer Seite, möchte nicht auf dem Bauch liegen? Meist steckt das sogenannte KiSS-Syndrom dahinter, manchmal auch falsches Handling seitens der Eltern, in seltenen Fällen eine einseitige Verkürzung der Rumpf- und Halsmuskulatur.

Der Begriff „KiSS" steht für **K**opfgelenk-**i**nduzierte-**S**ymmetrie-**S**törung.

Der Begriff „KiSS" steht für Kopfgelenk-induzierte-Symmetrie-Störung. Dahinter verbirgt sich die Beobachtung, dass die beiden obersten Wirbel der Halswirbelsäule in ihrer Funktion eingeschränkt sind und die Schiefheit beim Säugling oder Kleinkind verursachen. Dadurch kann es zu einer Irritation des vegetativen Nervensystems kommen, aber auch die Sinnessysteme wie Tastsinn, Gleichgewichtssinn oder Tiefenwahrnehmung können beeinträchtigt sein.

Oft äußert sich die Fehlfunktion deshalb auch im Verhalten des Kindes: Es ist sehr unruhig, schreit viel, ist berührungsempfindlich oder hat Probleme beim Ein- oder Durchschlafen.

Als Auslöser für die Probleme werden der Geburtsvorgang, aber auch eine eingeschränkte Bewegungsfreiheit des Ungeborenen diskutiert: zum Beispiel durch eine Zwillingsschwangerschaft, bei sehr großen Babys oder bei einer Beckenendlage.

Was Sie tun können

› Sprechen Sie Ihr Baby immer von seiner Problemseite an. Dadurch wird es motiviert, seinen Kopf auch in die unbeliebte Richtung zu drehen.

› Sollte Ihr Baby nachts im Beistellbett bei Ihnen schlafen, stellen Sie das Bett so, dass Sie auf seiner Problemseite liegen und es automatisch den Kopf zu Ihnen dreht.

› Tagsüber sollte Ihr Kind so liegen, dass das Licht (Fenster oder Lampe) von der unbeliebten Seite kommt. Der Säugling wird dann automatisch in diese Richtung schauen.

› Legen Sie Ihr Baby, wenn es NICHT schläft, möglichst viel auf den Bauch – am besten so, dass es sich mit den Unterarmen abstützen kann. Achten Sie darauf, dass die Unterarme möglichst körpernah und die Fäustchen zueinander gewandt unter dem Brustkorb liegen. Diese Position stärkt die Rückenmuskulatur.

› Liegt das Baby Tag und Nacht nur auf dem Rücken und dann noch auf der Lieblingsseite, kann sich der Kopf verformen, was später auch zu einer höheren Fehlbelastung der Kiefergelenke und zu einer frühzeitigen Abnutzung der Halswirbelsäule führen kann.

✱ Tipps für die Bauchlage bei KiSS

Damit Ihr Baby die zunächst anstrengende Bauchlage auch aushält und nicht sofort anfängt sich zu beschweren, legen Sie es so auf den Wickeltisch, dass das Köpfchen dem freien Wickeltischrand zugewandt ist. Gehen Sie mit ihm auf Augenhöhe. Vermutlich wird Ihr Baby die Armposition nicht beibehalten, deshalb umfassen Sie von vorne Schultern und Oberarme und versuchen Sie in Blickkontakt zu treten. Diese Position hält ein Neugeborenes nur einen kurzen Moment klaglos aus. Erst beim zweiten Meckern (also nicht sofort!) legen Sie das Kind wieder auf den Rücken. Versuchen Sie das wache Baby jeden Tag eine paar Minuten auf den Bauch zu legen. Die Bauchlage und das Köpfchenheben sind die ersten Schritte für die Aufrichtung, also für das Krabbeln, Sitzen und auch für die ersten Laufversuche.

Bessert sich die Haltung ihres Kindes nicht oder ist es nach wie vor unruhig und schreit viel, sollten Sie es auf jeden Fall einem Arzt vorstellen.

Exkurs von Thomas Wernicke

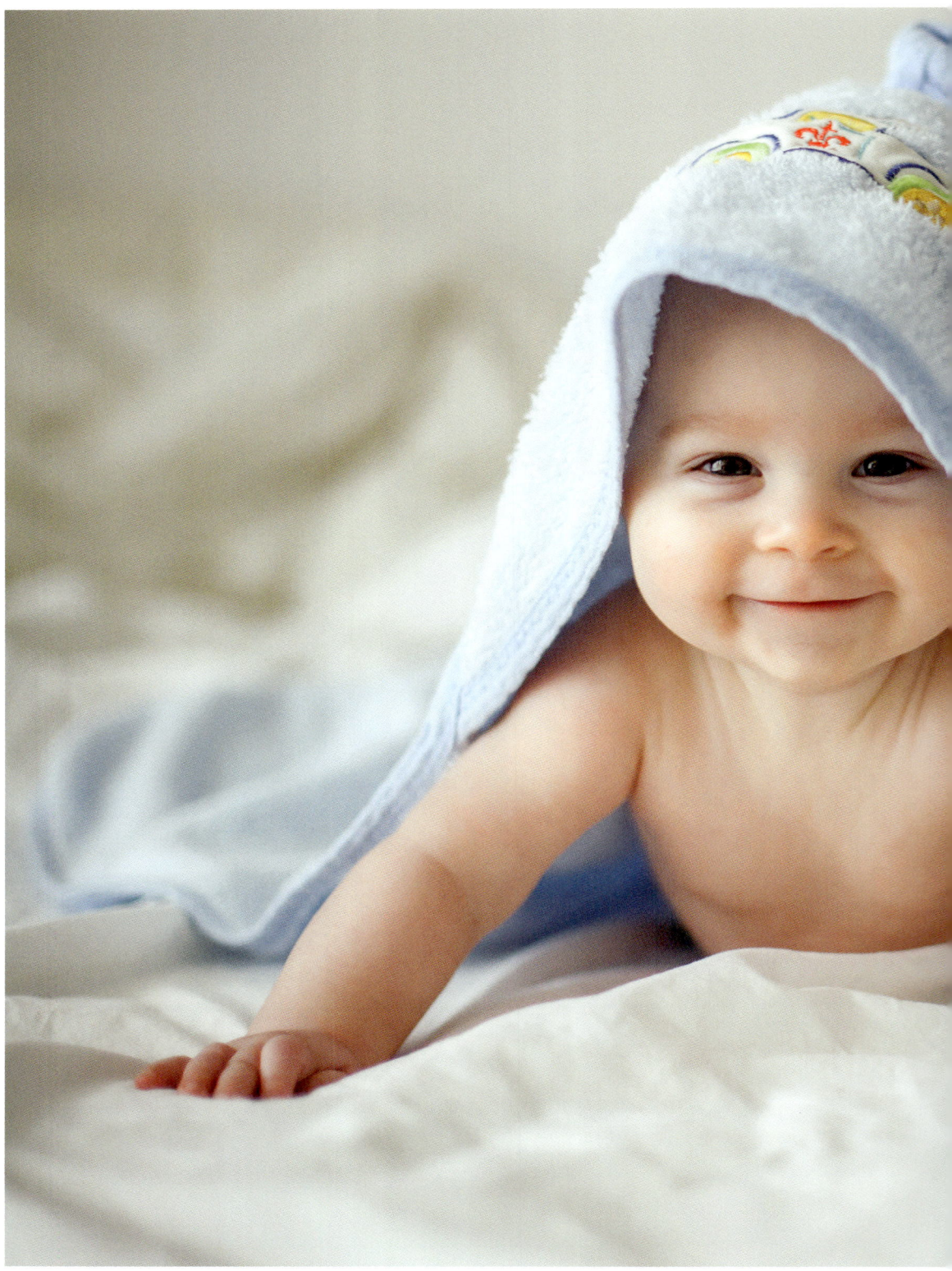

04
Die Umwelt erobern und Flexibilität üben

Die Umwelt erobern und Flexibilität üben

Das Baby dreht sich und beginnt die Welt zu entdecken: In diesem Kapitel wird das Baby in Seitlage behandelt

Sich drehen können und über den Spielteppich kullern: Im Alter von ungefähr einem halben Jahr lernen das die meisten Babys. Und dabei fühlen sie sich großartig. Endlich kommen sie aus ihrer starren Position, endlich sind sie flexibler, endlich erreichen sie den ersehnten Gegenstand aus eigener Kraft.

Die Erfahrung, sich drehen zu können, ermöglicht dem Kind auch, seinen eigenen Willen zu entfalten. Das Kind sieht einen Gegenstand, dreht sich dorthin, streckt sich danach aus und will diesen erreichen. Wenn es herausgefunden hat, wie es sich rollen kann, wird sein Aktionsradius noch größer. Dadurch stehen ihm zunehmend mehr Handlungsmöglichkeiten zur Verfügung. Mit neun oder zehn Monaten können Kinder meist auch frei alleine sitzen.

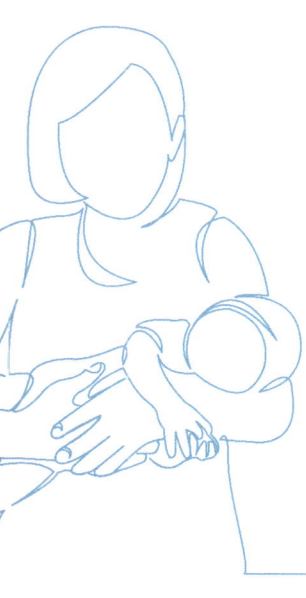

Dieses Kapitel unterstützt das Baby in seiner Flexibilität und beim Herausbilden vielseitiger Bewegungsmuster. Es geht hier vor allem um die Meridiangruppe *seitliche Familie*, in der sich nach dem Energiekonzept die Meridiane Gallenblase, Leber, Perikard und Dreifacherwärmer entfalten. Um sie zu erreichen, wird das Baby in der Seitlage behandelt.

In dieser Entwicklungsphase wird das Baby damit konfrontiert, dass seine Wünsche nicht immer denen der anderen entsprechen. Etwa wenn es sich Richtung Herd bewegt – und das ein „Nein" nach sich zieht. Eine weitere Erfahrung kommt hinzu: Mit dem Nicht-Beachten des Neins lernt das Baby, dass das Konsequenzen haben kann. Zum Beispiel, dass die Mutter das Kind hochnimmt und zurück auf den Spielteppich bringt. Das kann schmerzlich sein, etwa Emotionen wie Wut oder Frust hervorrufen.

Mit zunehmender Entfaltung der „seitlichen Familie" wird das Kind selbstständiger und die Trotzphase macht sich allmählich bemerkbar.

Im Alter von acht oder neun Monaten beginnt das Baby meist Gegenstände ausgiebig zu betrachten, zu ertasten und in den Mund zu stecken. Mit dem visuellen Erkunden beginnen Kinder sich auch für den Inhalt von Bilderbüchern zu interessieren. In dieser Zeit hat sich das Kurzzeitgedächtnis des Babys so weit entwickelt, dass es heruntergefallenen Gegenständen nachschaut. Es hat jetzt nämlich begriffen, dass sie nicht verschwinden. In dieser Phase liebt es auch, Spielzeuge unter Tüchern oder hinter dem Rücken zu suchen. Hingebungsvoll steckt es Gegenstände in Dosen oder Kisten und holt sie begeistert wieder hervor. Dieses Spiel kann ein Baby eine ganze Weile beschäftigen.

Auch das Sehen gehört aus energetischer Sicht zur „seitlichen Familie". Das Kind kann mit einem dreiviertel Jahr schon sehr gut sehen, es lernt die Augen auf Nah- und Fernsicht einzustellen und erkennt nun jeden Krümel. Begeistert ergreift es mit Daumen und Zeigefinger jedes kleine Ding, betrachtet es ausdauernd und zu guter Letzt steckt es alles, was es so findet – zum Entsetzen der Eltern – auch in den Mund.

Wenn Sie das Baby bei diesen Entwicklungsschritten und beim Erkunden seiner Umwelt unterstützen wollen, testen Sie doch unsere Techniken im Praxisteil. Davor können Sie auch selbst aktiv werden und die Meridiangruppe „seitliche Familie" bei sich selbst behandeln – mit dem Aktivierungsangebot für Eltern im Praxisteil.

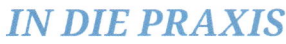

Techniken für Erwachsene

IN DIE PRAXIS
Aktivierungsangebot für Mutter und Vater

Bei Erwachsenen geht es bei der Meridiangruppe „seitliche Familie" ebenfalls um Flexibilität und Kreativität, also wie sie Lösungen entwickeln und neue Wege beschreiten.

Flexibilität für die Eltern

Klopfen Sie mit der lockeren Faust auf der Mittellinie der Arminnenseite von oben nach unten und auf der Mittellinie der Armaußenseite von unten nach oben. Dann ist die andere Seite dran.

Die Beine können Sie auf beiden Seiten gleichzeitig klopfen: auf der Außenseite von oben nach unten und auf der Beininnenseite von unten nach oben.

Das bringt es: *Entspannt Arme und Beine. Unterstützt die Flexibilität auf allen Ebenen. Im Alltag mit kleinen Kindern ist eine große Portion davon gefordert.*

Die Umwelt erobern und Flexibilität üben

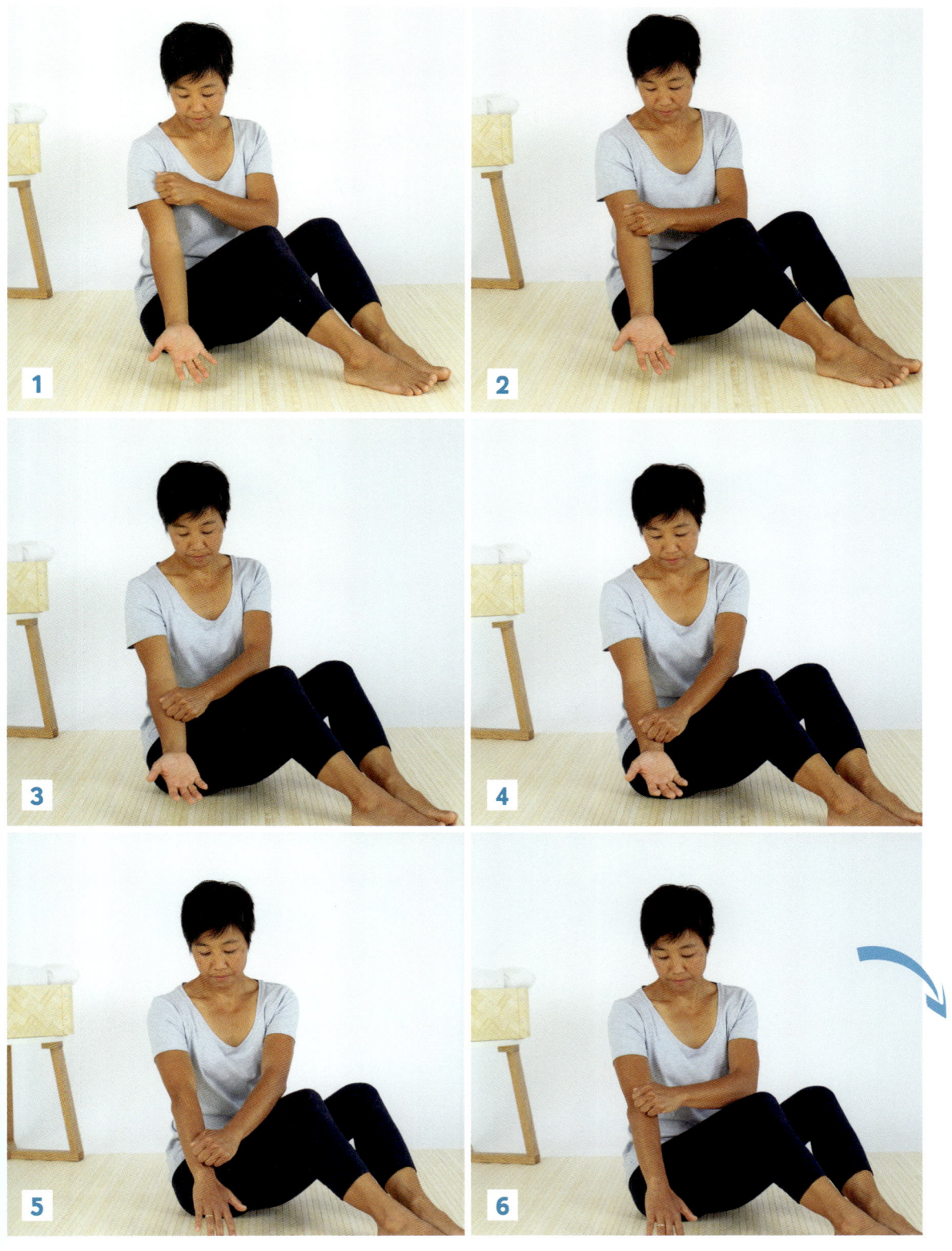

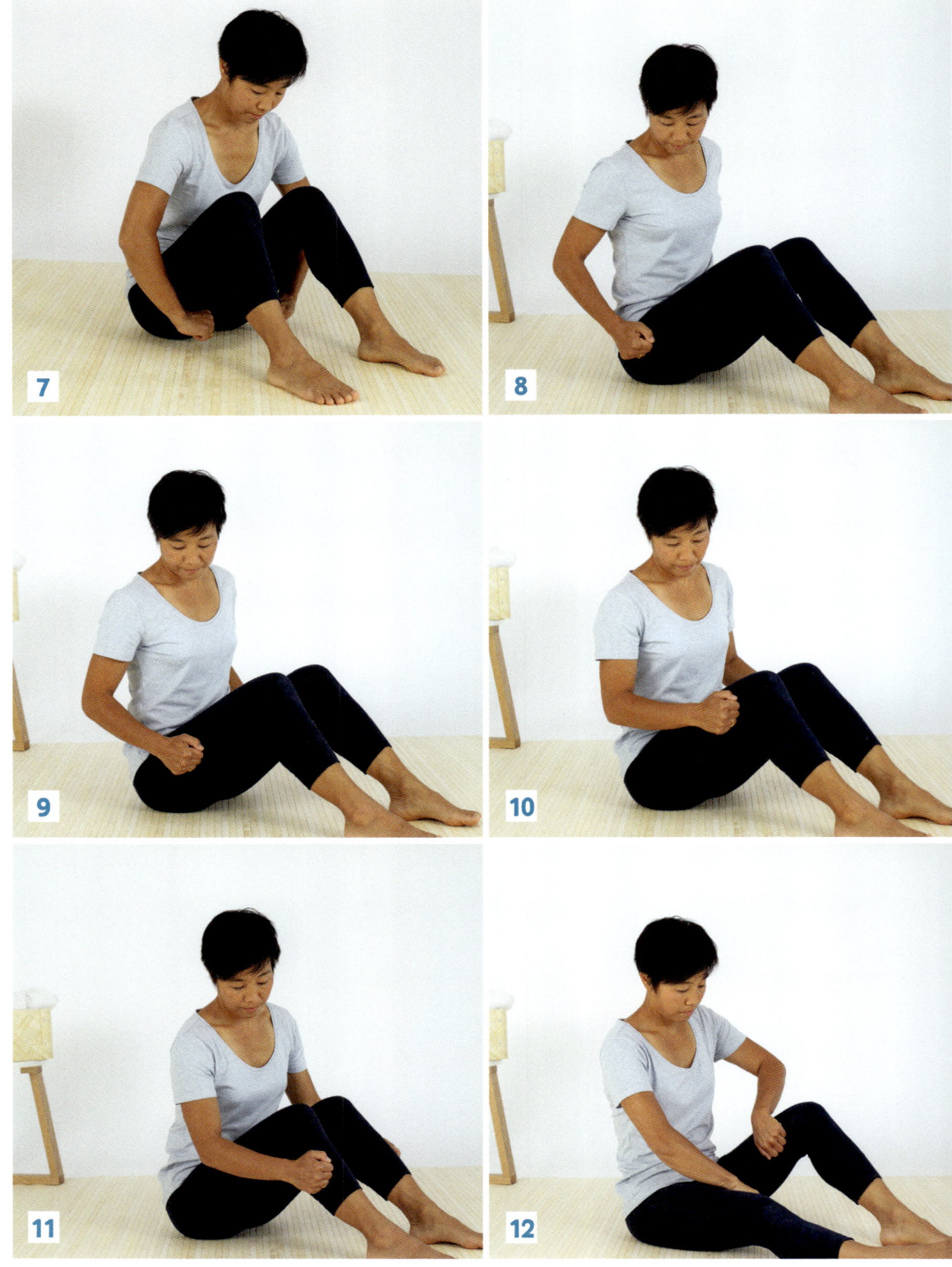

Moment mal!

Mit einem Baby im Alltag flexibel sein, ist eine große Herausforderung. An einem Tag gelingt das besser, an einem anderen Tag – zum Beispiel wenn Sie übermüdet sind – weniger gut. Das ist ganz natürlich.

Stellen Sie sich vor, Sie haben heute endlich ein Treffen mit Ihren Freunden geplant, sich und Ihr Kind dafür richtig schick gemacht und endlich einen Parkplatz gefunden. Als Sie aussteigen, entdecken Sie, dass die Windel überquillt und das ganze Outfit gewechselt werden muss. Wie reagieren Sie? Frustriert und verärgert? Oder gelassen und ruhig?

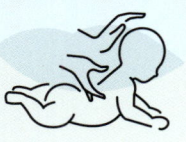

Techniken für Kinder

BABY-GLÜCKSGRIFFE

Ihr Baby ist inzwischen ganz schön beweglich geworden, oder? Vielleicht dreht es sich schon oder rollt sogar durch den Raum. Deswegen sollten Sie jetzt am besten auf dem Boden Baby-Shiatsu machen. Das heißt, Sie sitzen mit gegrätschten Beinen und eventuell an ein Kissen gelehnt vor Ihrem Baby. Wichtig bei diesen Übungen ist, dass Sie sie ganz langsam durchführen, damit das Kind die Bewegungen bewusst mitverfolgen kann.

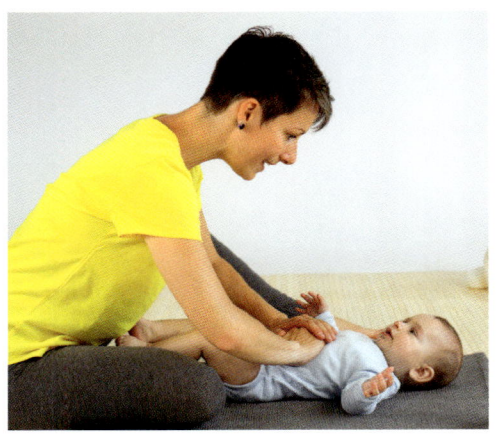

Spiel um die Mitte

In der Behandlung der vorderen Familie lag der Schwerpunkt auf dem Finden der Mitte. Ab jetzt geht es um das Spiel um die Mitte, eine wichtige Fähigkeit, die wir ein Leben lang brauchen. Wie finde ich immer wieder meine Mitte? Das bezieht sich sowohl auf die Körperlage als auch auf die jeweilige Situation.

Das Kind liegt auf dem Rücken. Verschränken Sie Ihre Finger und legen Sie sie auf den Oberkörper des Babys. Verlagern Sie nun langsam Ihr Gewicht: erst nach rechts und dann nach links. Das Kind bewegt sich automatisch mit. Wiederholen Sie die Übung. Folgt das Kleine der Bewegung mit den Augen, ist es bei der Sache.

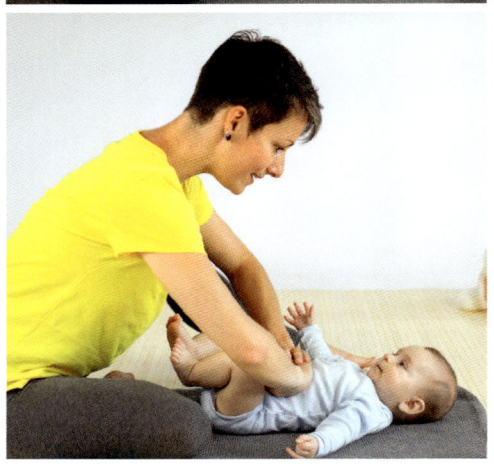

Das bringt es: Das Baby lernt, sein Gewicht zu verlagern und den Körper darauf einzustellen.

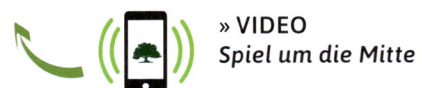

» VIDEO
Spiel um die Mitte

Auf die Seite drehen

Eine Hand stützt das Kind am Rücken. Dabei liegen der obere Arm und das obere Bein des Babys über Ihrem Arm. Jetzt können Sie das Baby behutsam auf die Seite drehen. Mit der anderen flachen Hand tasten Sie sich mit etwas Druck auf der Wirbelsäule von oben nach unten vor. Arbeiten Sie langsam und rhythmisch. Wiederholen Sie das mehrmals.

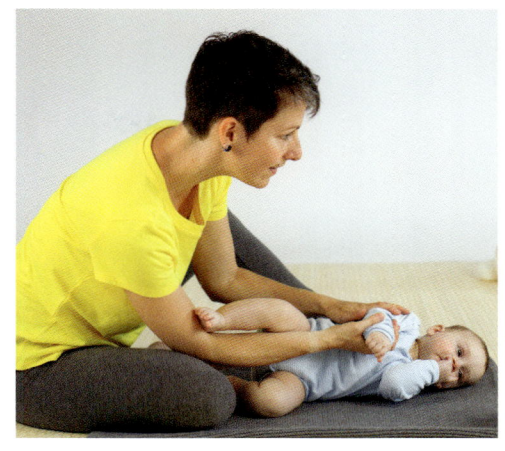

Die Aufrichtung unterstützen

Üben Sie nun mit Zeige- und Mittelfinger rechts und links neben der Wirbelsäule sanften Druck aus. Beginnen Sie wieder oben und arbeiten Sie Richtung Kreuzbein.

Versuchen Sie diesen Ablauf mal anzubieten, wenn Ihr Kind auf seiner rechten Seite liegt, und mal, wenn es auf der linken Seite liegt.

Das bringt es: So unterstützen Sie, dass Ihr Kind keine Schokoladenseite entwickelt. Die Technik verbessert die Aufrichtung.

Bringen Sie Zeige-, Mittelfinger und Daumen zueinander und klopfen Sie mit diesen neben der Wirbelsäule zuerst auf der einen Seite und dann auf der anderen Seite sanft und rhythmisch von oben nach unten.

Das bringt es: Diese Übung verbessert die Aufrichtung. Bei einer leichten Erkältung soll sie helfen, Schleim zu lösen.

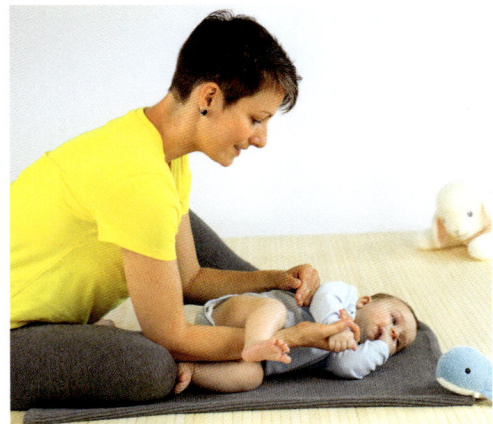

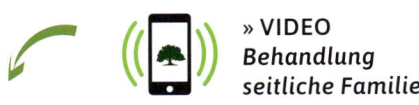

» VIDEO
Behandlung
seitliche Familie

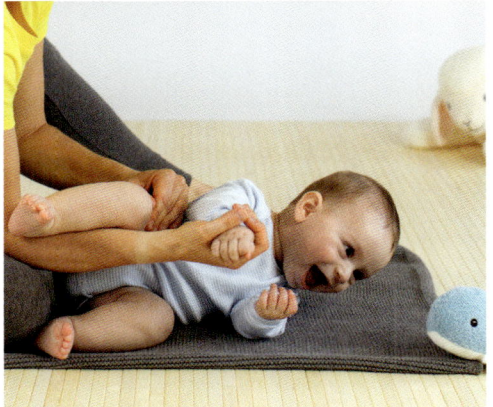

Mobiler werden

Mit einer Hand halten Sie den Arm, mit der anderen arbeiten Sie sich mit sanftem Druck von der Achselhöhle bis zum Becken seitlich am Rumpf entlang. Dabei üben Sie gleichzeitig leichten Zug fußwärts aus. Vielleicht beobachten Sie, dass Ihr Kind seinen Kopf anhebt. Mit leichtem Druck geht es an der Außenseite des oben liegenden Beins weiter – von der Hüfte bis zum Fuß.

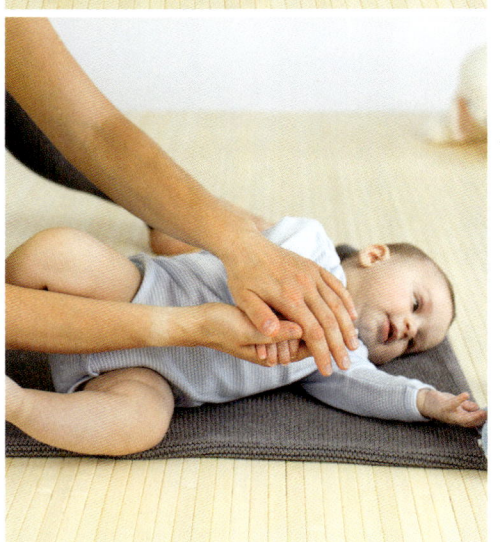

Jetzt ist der Arm dran, der oben liegt. Üben Sie auf der Außenseite von der Schulter bis zur Hand einen sanften Druck aus.

__Das bringt es:__ *Hilft dem Baby, mobiler zu werden und die Welt zu erobern. Unterstützt das Erlernen des Drehens.*

Neue Blickwinkel ermöglichen

Als Nächstes behandeln Sie es mit Ihrer anderen Hand weiter. Die Hand, die bisher im Einsatz war, ruht auf der Schulter des Babys und die freie Hand arbeitet sich Stück für Stück mit leichten Druck am unten liegenden Bein von der Hüfte Richtung Fuß vor.

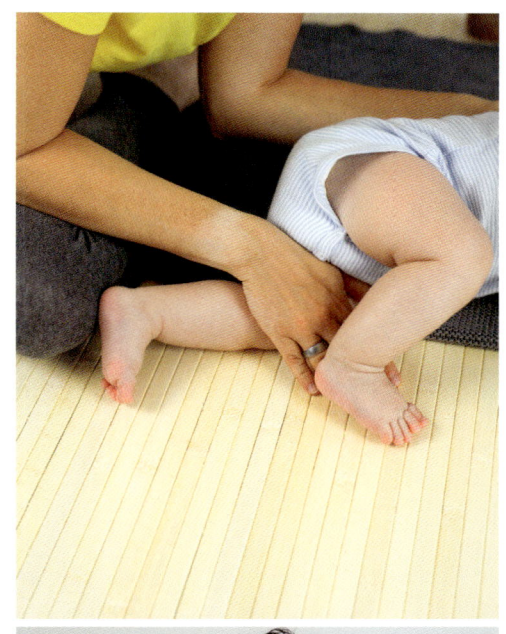

Anschließend behandeln Sie den unten liegenden Arm genauso – von der Schulter in Richtung Hand.

Das bringt es: Unterstützt das Kind dabei, neue Blickwinkel zu bekommen. Bereitet das Baby auf das Drehen vor.

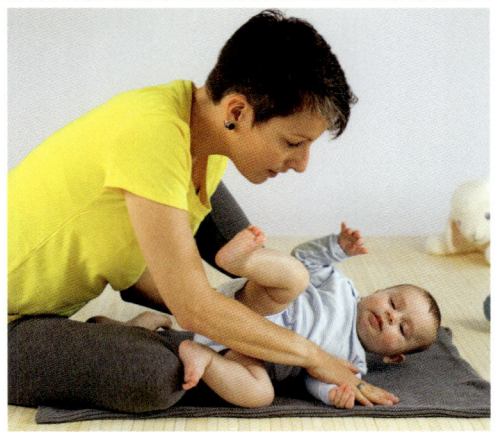

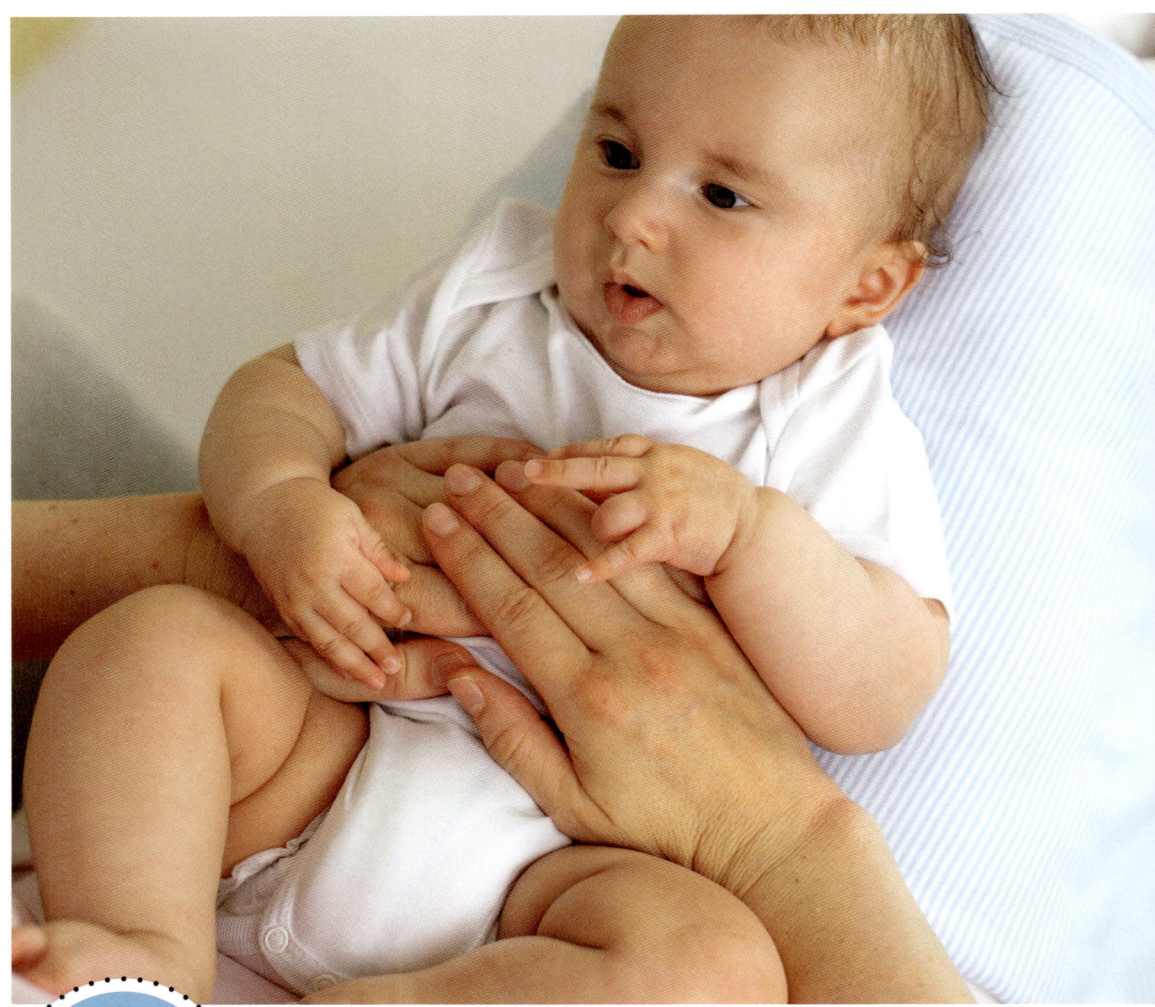

Siehe auch Seite 73 & 79

Baby in Balance

Drehen Sie das Baby jetzt langsam zurück auf den Rücken. Lassen Sie Ihre Hände auf dem Brustbein des Kindes ruhen. Behalten Sie die Position so lange bei, bis Ihr Kleines das Gefühl der Mitte wieder gefunden hat.

Dann drehen Sie das Baby auf die andere Seite und wiederholen die Übungen auf dieser Seite.

Das bringt es: *Das Baby findet sein Gleichgewicht.*

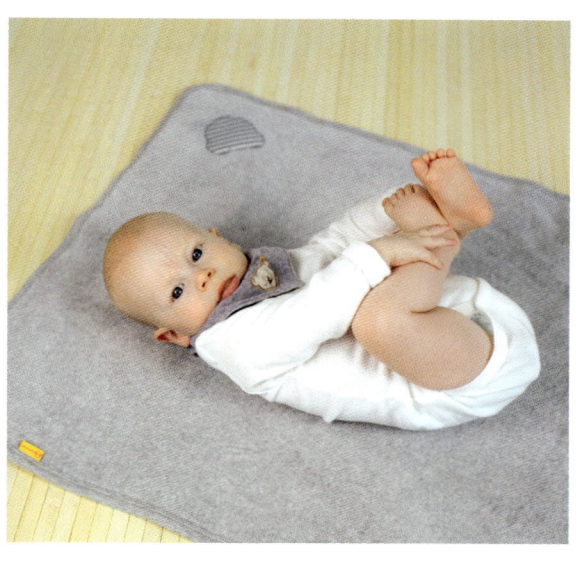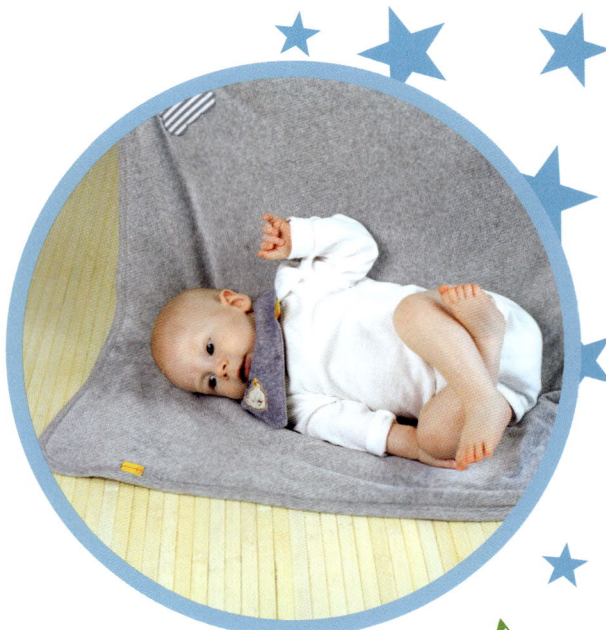

Handtuch-Trick

Breiten Sie ein großes stabiles Badetuch auf dem Boden aus, dann legen Sie das Baby darauf. Heben Sie zunächst vorsichtig die eine Seite an, so dass sich eine Seite von Babys Körper ein wenig abhebt. Jetzt ist die andere Seite dran.

<u>Das bringt es:</u> *Das Baby bekommt ein Gefühl fürs Drehen.*

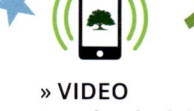

» **VIDEO**
*Handtuchtrick –
Spielerisch auf die
Seite drehen*

Blick nach JAPAN

Die Reiskuchen-Zeremonie

Beginnt das Baby zu krabbeln oder zu laufen, feiern die Familien in Japan ein Fest. Denn das Kind „betritt das Leben" und dafür wollen ihm seine Lieben „Glück, Gesundheit und starke Knochen" wünschen. Als Symbol wird dem Baby ein Reiskuchen auf den Rücken gebunden. Inzwischen gibt es für diese Zeremonie sogar spezielle Rucksäcke zu kaufen.

Die Umwelt erobern und Flexibilität üben

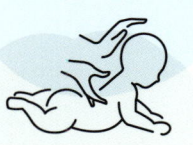

Techniken für Kinder

STREICHELMEDIZIN

Mit folgenden Zaubergriffen können Sie dem Baby das Zahnen erleichtern und Asymmetrien entgegenwirken.

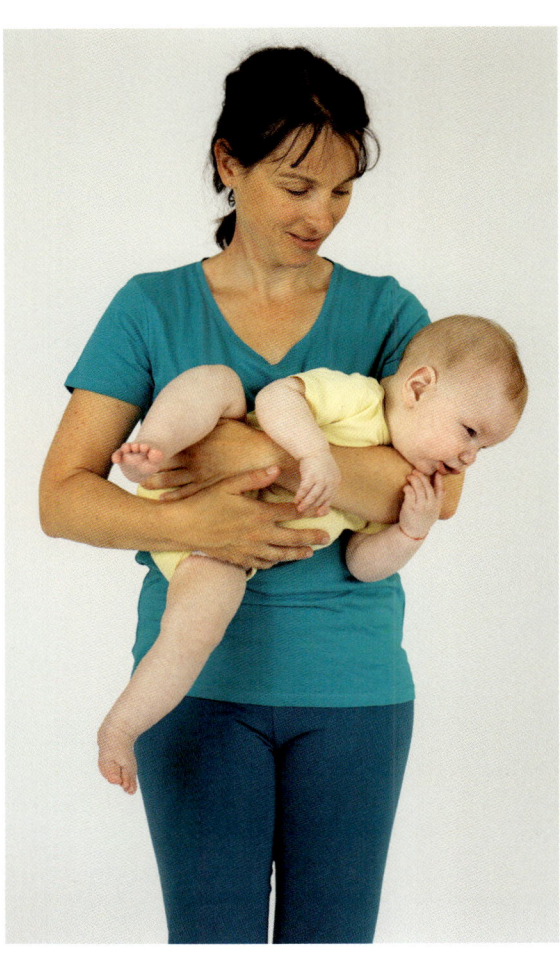

Asymmetrien vermeiden

Nehmen Sie das Baby auf den Arm. Der Rücken des Kleinen liegt an Ihrem Bauch. Sie fassen mit dem einen Arm unter dem Kopf entlang, mit dem anderen durch die Beine. Ihre Hände berühren sich am Babybauch. Das Kind schaut in den Raum. Zeigen Sie dem Nachwuchs jetzt die Wohnung. Nach einer Weile drehen Sie das Baby in die andere Richtung, sein Rücken liegt weiterhin an Ihrem Bauch.

Das bringt es: Das Baby bekommt einen neuen Blickwinkel und hebt automatisch sein Köpfchen. Wirkt Asymmetrien entgegen.

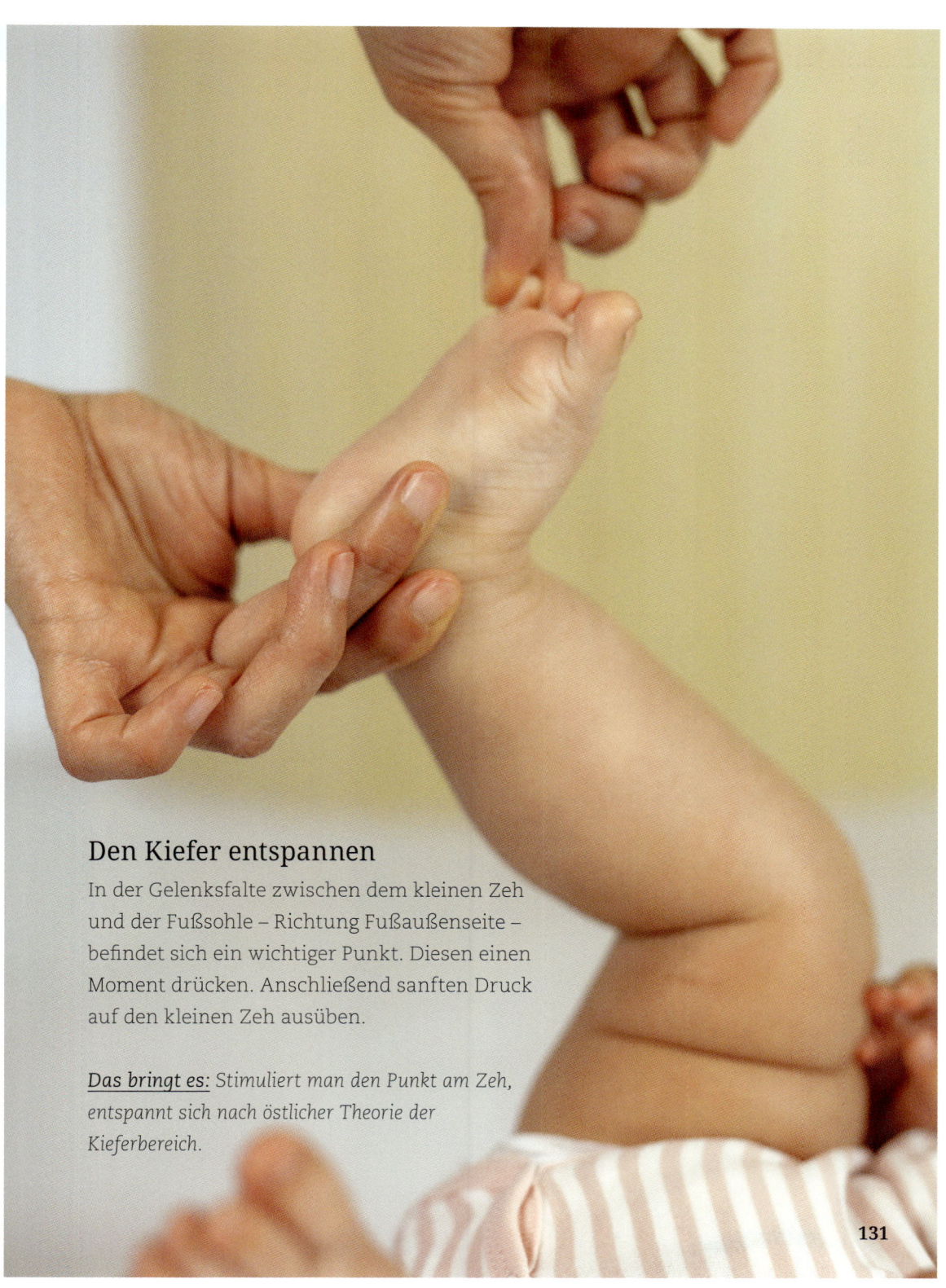

Den Kiefer entspannen

In der Gelenksfalte zwischen dem kleinen Zeh und der Fußsohle – Richtung Fußaußenseite – befindet sich ein wichtiger Punkt. Diesen einen Moment drücken. Anschließend sanften Druck auf den kleinen Zeh ausüben.

<u>Das bringt es:</u> *Stimuliert man den Punkt am Zeh, entspannt sich nach östlicher Theorie der Kieferbereich.*

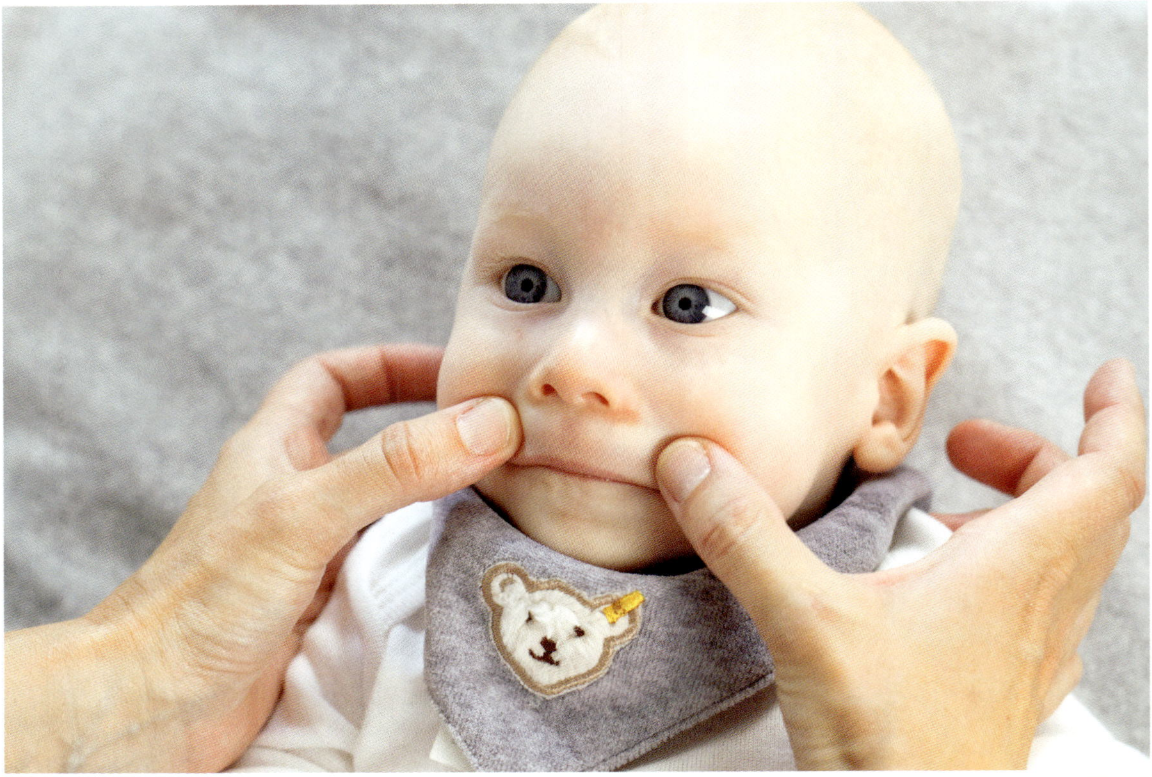

Das Zahnen erleichtern

Legen Sie beide Daumen nebeneinander auf die Kuhle zwischen Nase und Oberlippe. Streichen Sie mit leichtem Druck nach außen, wiederholen Sie das drei Mal.

Dann legen Sie beide Daumen unterhalb der Unterlippe in die Mitte und streichen hier ebenfalls drei Mal nach außen.

<u>Das bringt es:</u> Erleichtert den Druck, der durch das Zahnen entsteht.

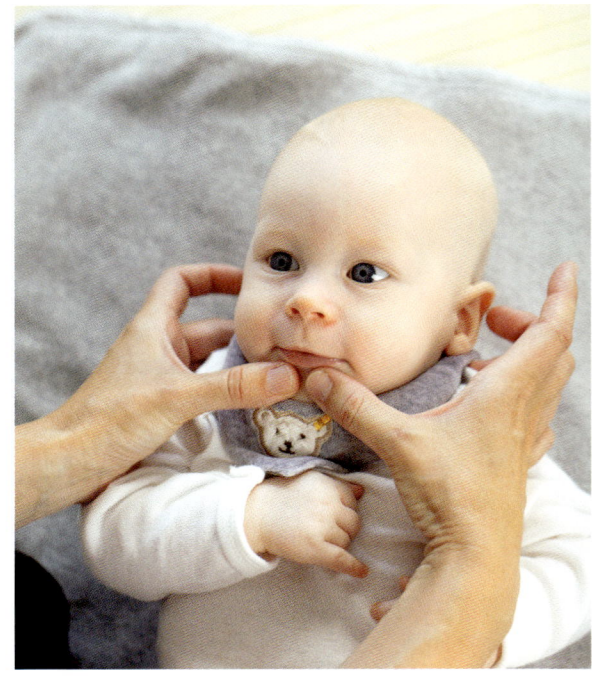

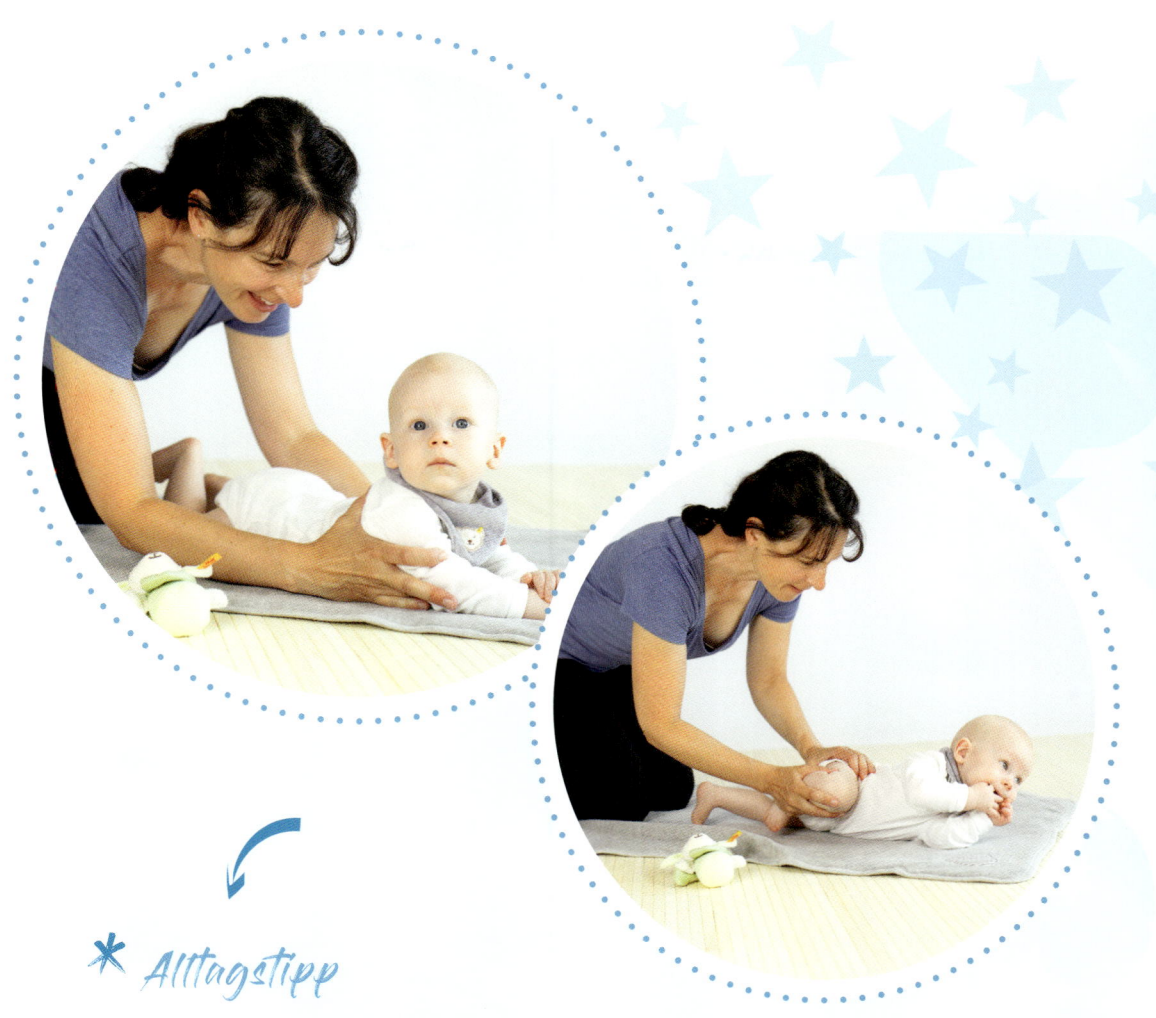

✱ Alltagstipp

Vom Bauch auf den Rücken drehen

Mit Ihrer linken Hand halten Sie Babys linken Oberarm, der Ellbogen befindet sich unterhalb der Schulter. Ihre rechte Hand beugt das rechte Knie des Kindes Richtung Babybauch. Jetzt drehen Sie das Baby langsam über den gestützten Arm Richtung Rücken. Sobald das Gewicht auf dem linken Arm ist, nehmen Sie Ihre Hand weg. Ist Ihr Baby schon etwas geübter, dann genügt es, die unterstützende Hand an der Hüfte zu positionieren. Jetzt dreht sich das Baby von selbst auf den Rücken.

Die Umwelt erobern und Flexibilität üben

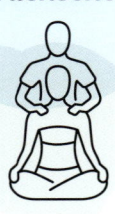

Techniken für Erwachsene

STARKE ELTERN

Diese Übung eignet sich sowohl für Babys als auch für Eltern. Großes Thema der seitlichen Meridiangruppe sind die Asymmetrien. Sie können entstehen, wenn das Baby zum Beispiel immer nur auf einer Seite getragen wird. Diese Übung wirkt Fehlhaltungen bei Eltern und Kind entgegen und macht allen viel Spaß.

Wenn einseitige Belastung Probleme macht

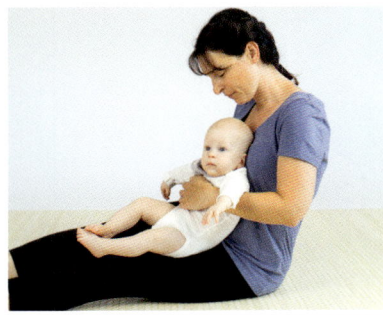

Setzen Sie sich mit gestreckten Beinen auf den Boden und nehmen Sie Ihr Kind auf den Schoß. Umfassen Sie den Oberkörper Ihres Kindes. Aus dieser Haltung heraus bewegen Sie sich nun nach vorne, indem Sie wechselseitig eine Hüfte anheben.

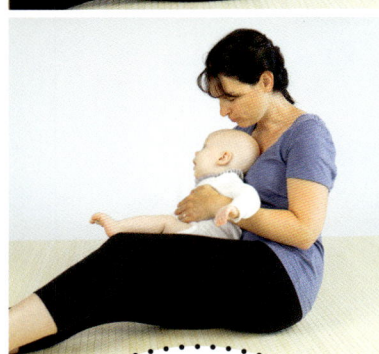

Sie beginnen langsam mit dem Spruch
„Autobahn - Autobahn"
Werden Sie etwas schneller: *„Landstraße - Landstraße"*
Neigen sich zu einer Seite und verharren einen Moment in dieser Position *„hier 'ne Kurve"*
Neigen sich zur anderen Seite *„da 'ne Kurve"*
Und es geht noch schneller – wieder nach vorn
„Feldweg - Feldweg"
Dann halten Sie das Kind gut fest und lassen es zwischen Ihre Beine rutschen – *„Schlagloch!"*

Und dann das Ganze wieder zurück im Rückwärtsgang. Ihr Kind wird begeistert sein und Sie tun was für Ihre Fitness.

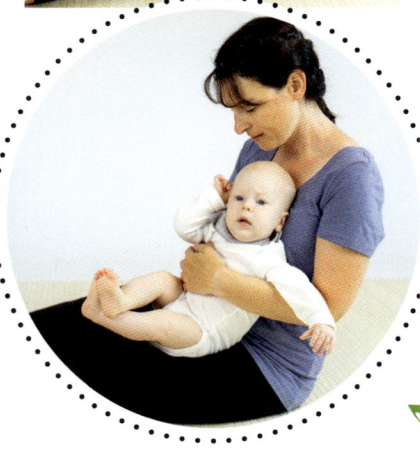

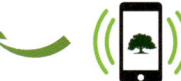

» VIDEO *„Autobahn"*
Wenn einseitige Belastung Probleme macht

Blick nach JAPAN
Früh übt sich: Die Qual der Wahl

Der erste Geburtstag ist wohl überall auf der Welt ein besonderer Tag. In Japan allerdings entscheidet er vielleicht sogar schon über das, was der kleine Mensch mal im Leben werden will. Traditionell findet an dem Tag das Ritual „Erabitori" statt. Übersetzt heißt das „die Wahl haben". Allerlei Gegenstände – wie Rechenschieber, Rassel, Ball, Essstäbchen, Schere und Geld – werden um das Baby gelegt. Nun kommt es darauf an, zu welchem Utensil das Kind zuerst krabbelt oder läuft: Steuert es auf das Geld zu, wird es wohl Bänker werden. Nimmt es die Essstäbchen, könnte das Baby eine Lehre zum Koch machen. Die Schere steht für Geschicklichkeit, da kommt wohl Handwerker infrage. Geht das Baby auf die Rassel zu, könnte ein Musiker aus dem Kind werden. Der Rechenschieber steht für Rechenkünste und der Ball für Sportlichkeit.

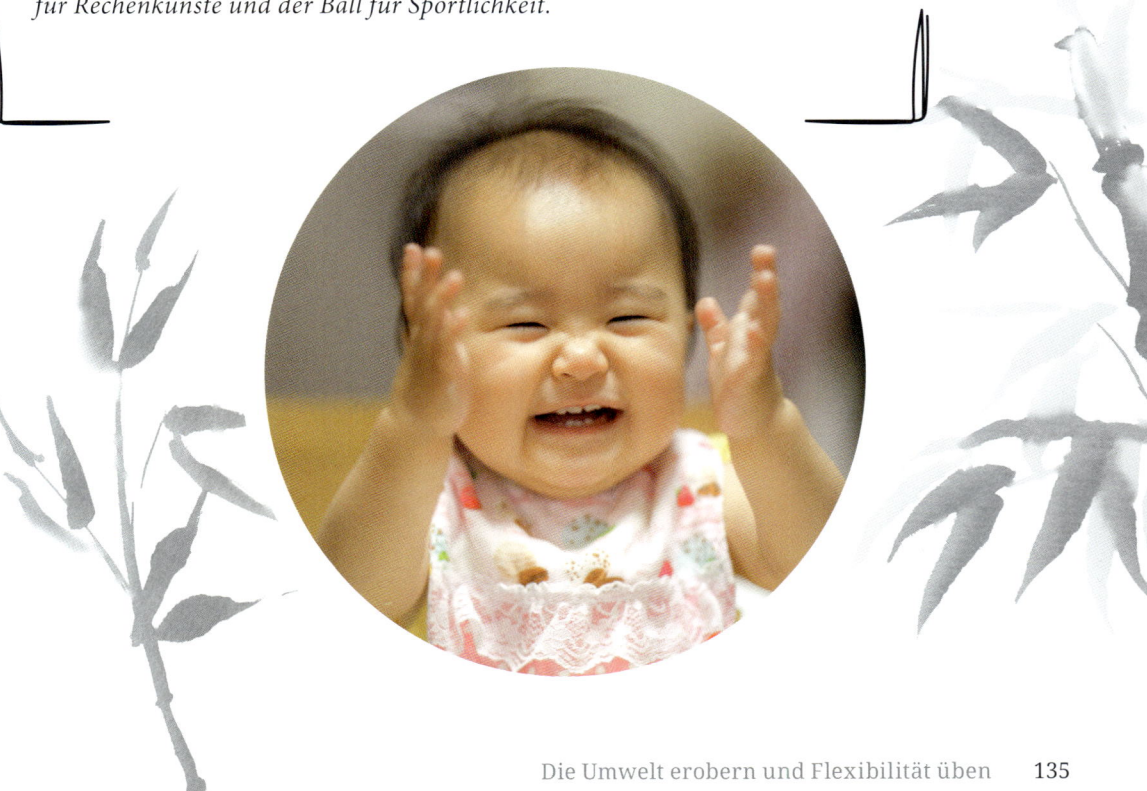

Exkurs: *Shōnishin – wenn Ihr Baby mehr Unterstützung braucht*

Von Thomas Wernicke, Facharzt für Allgemeinmedizin, Schwerpunktpraxis für Säuglings- und Kinderbehandlung. International anerkannter und gefragter Experte und Ausbildungsleiter für Shōnishin.

Ob Schlaf- oder Essstörungen, Verdauungsprobleme, Infektanfälligkeiten oder Asymmetrien: Manchmal bedarf es weiterer Behandlungsmethoden. Als ideale Ergänzung zum Baby-Shiatsu kann manchmal Shōnishin, die japanische Baby- und Kinderakupunktur, helfen. Bei dieser Sonderform der Akupunktur benutzt der Praktiker nicht herkömmliche Akupunkturnadeln, sondern ein speziell für Kinder entwickeltes Instrument, mit dem die Kleinen auf eine sehr angenehme Art behandelt werden.

Nach entsprechender Diagnostik werden im Shōnishin sanfte Streichungen, Klopfungen und punktuelle Stimulationen entlang der Meridiane, auf Reflexzonen sowie an Akupunkturpunkten durchgeführt. Diese Behandlungsmethode berücksichtigt die Fähigkeit von Babys und Kindern, auf geringste Reize äußerst sensibel zu reagieren.

Während Baby-Shiatsu hilft, die gesunde Entwicklung zu fördern, hat sich Shōnishin insbesondere zur Behandlung frühkindlicher Störungen bewährt. Shōnishin wird in der Regel ein bis zwei Mal pro Woche, in seltenen, sehr akuten Fällen – zum Beispiel bei Schreibabys – auch täglich durchgeführt.

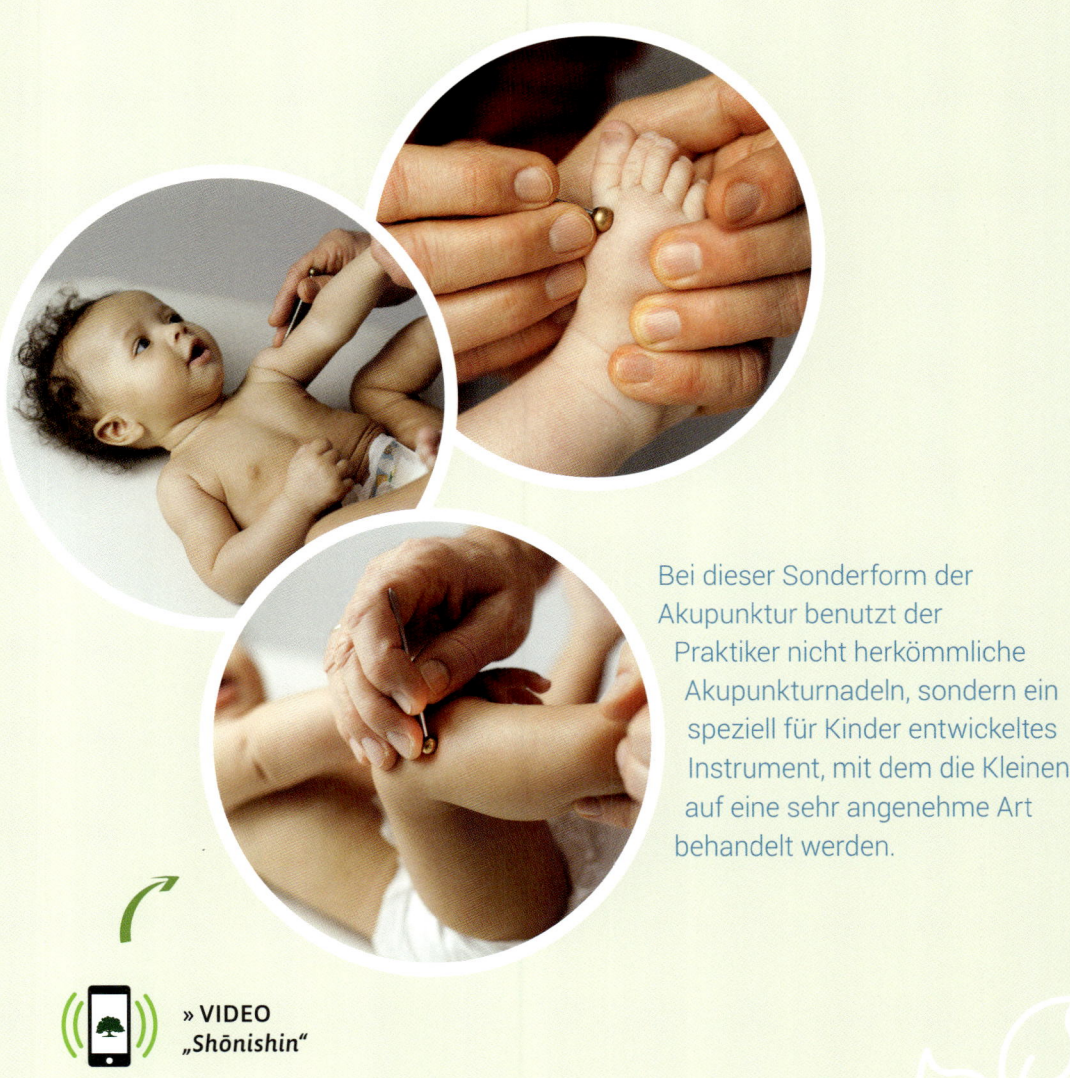

Bei dieser Sonderform der Akupunktur benutzt der Praktiker nicht herkömmliche Akupunkturnadeln, sondern ein speziell für Kinder entwickeltes Instrument, mit dem die Kleinen auf eine sehr angenehme Art behandelt werden.

» VIDEO
„Shōnishin"

Die schmerzfreie Anwendung und die Erfolge, die damit erzielt werden, sind der Grund dafür, dass sich auch bei uns im Westen diese Therapiemethode immer mehr durchsetzt. Kinderärzte, Heilpraktiker, Hebammen und Shiatsu-Praktiker lassen sich seit vielen Jahren in Shōnishin ausbilden, um es in ihrer Praxis oder in der Klinik anzubieten.

Exkurs von Thomas Wernicke

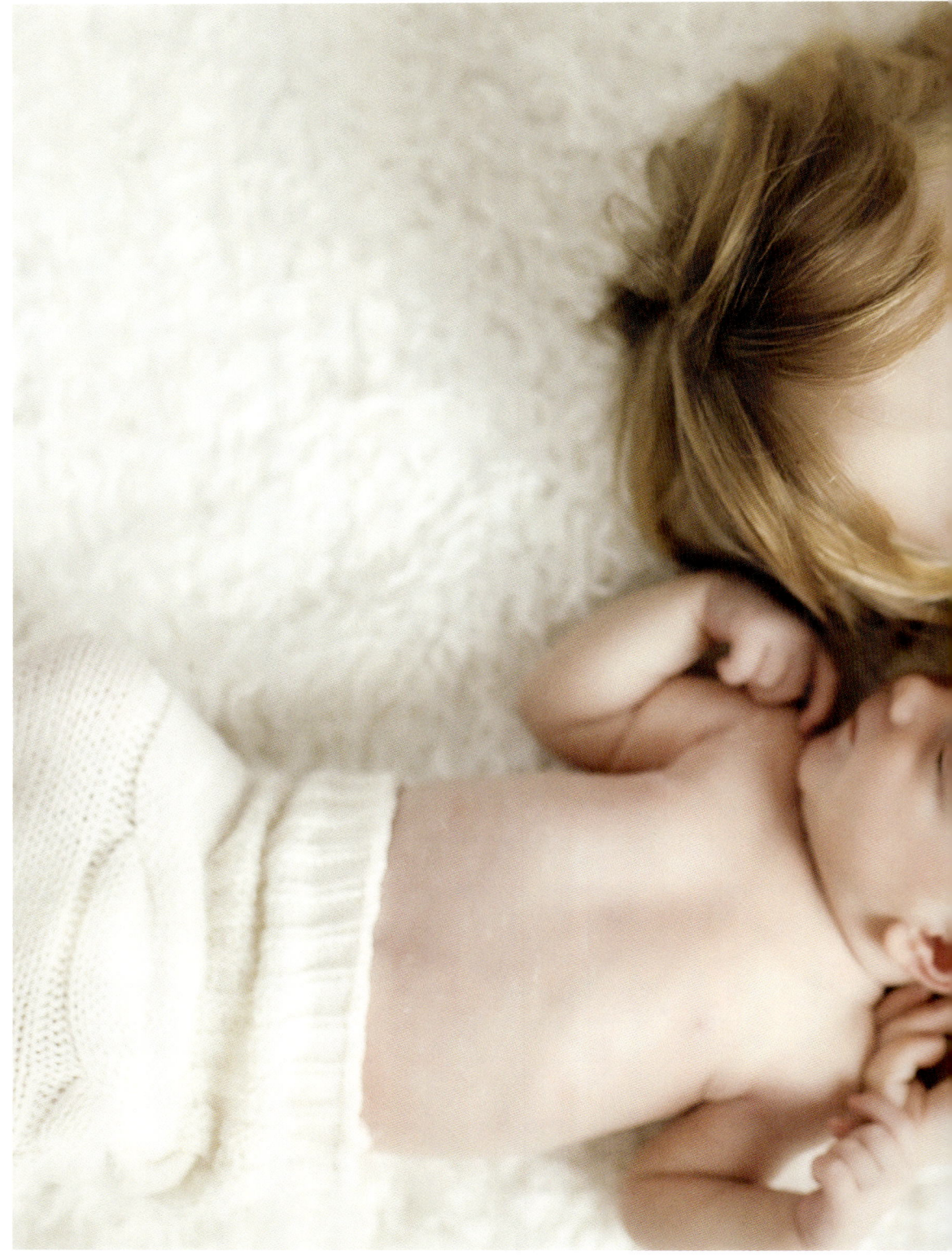

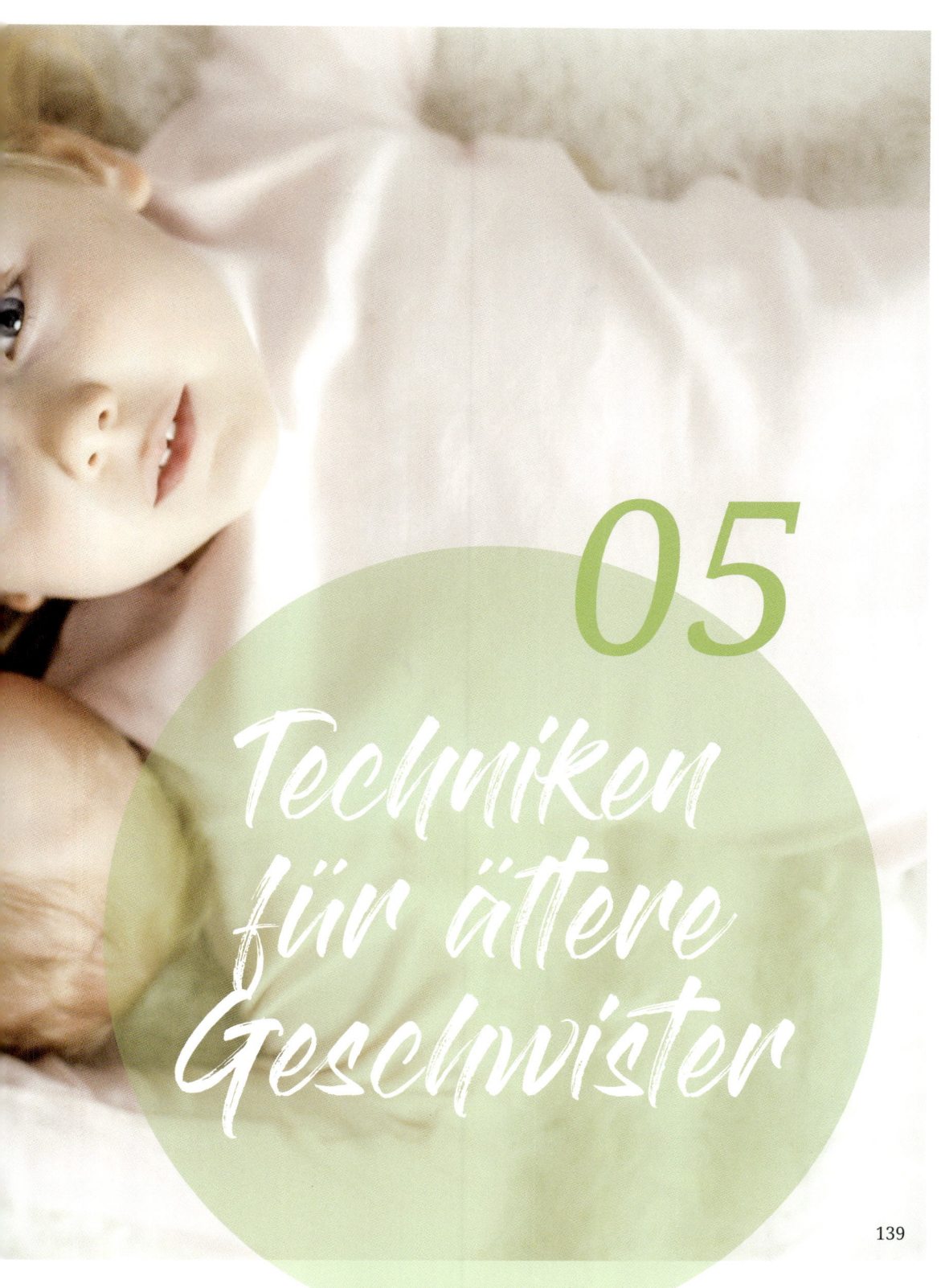

Techniken für ältere Geschwister

Die Baby-Shiatsu-Übungen eignen sich nicht nur für den Einsatz bei Babys. Gerade Geschwisterkinder brauchen, wenn ein Neuankömmling die Familie bereichert, besondere Zuwendung. Folgende Techniken geben dem Großen das Gefühl, die Liebe der Eltern immer noch uneingeschränkt spüren zu dürfen. Gleichzeitig unterstützen sie die Entwicklung Ihres/r älteren Kindes/r.

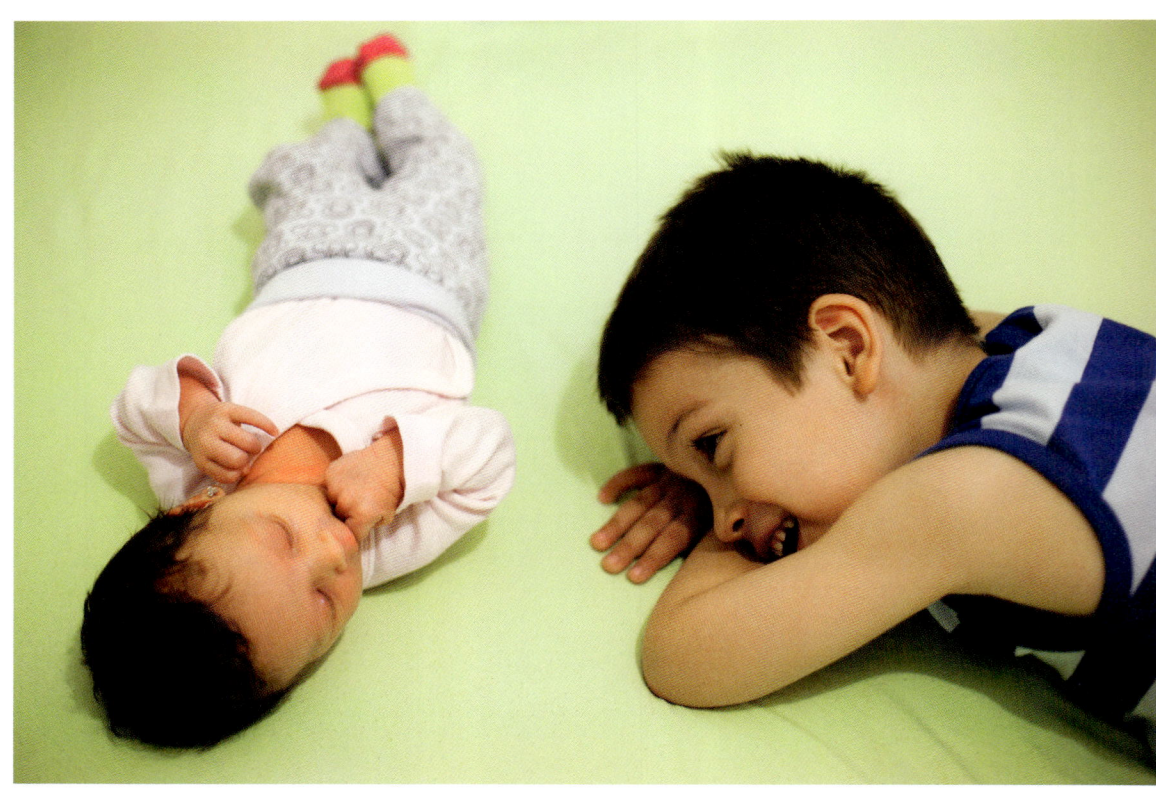

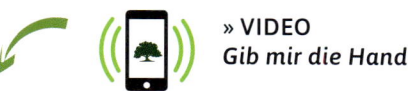
» VIDEO
Gib mir die Hand

Techniken für Kinder

Gib mir die Hand!

Umfassen Sie eine Hand Ihres Kindes. Mit Daumen und Zeigefinger Ihrer anderen Hand greifen Sie von oben und unten auf das Fingergrundgelenk des Daumens. Hier beginnend, arbeiten Sie sich mit sanftem Druck bis zu der Daumenspitze vor.

Ein kurzer sanfter Druck, ein kleines Stück weiter, wieder ein kurzer leichter Druck und so weiter. Führen Sie jetzt einen deutlichen Druck von oben und unten auf die „Schwimmhaut" zwischen Daumen und Zeigefinger aus.

Verwöhnen Sie die anderen Finger der Hand genauso. Immer bevor sie zum nächsten wechseln, drücken Sie die „Schwimmhaut". Jetzt ist die andere Hand dran.

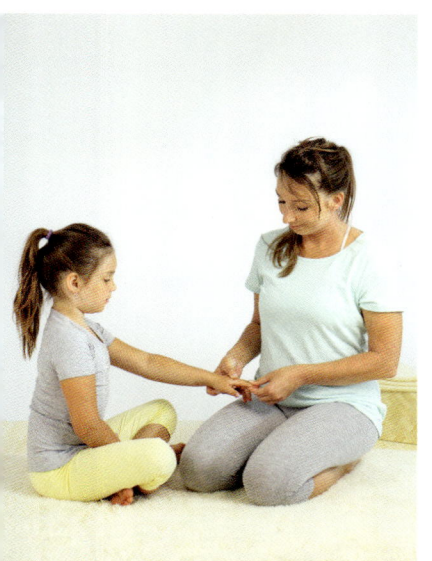

__Das bringt es:__ Der fernöstlichen Theorie nach regt die Behandlung der Finger die inneren Organe an und stärkt so das Immunsystem. Die Behandlung des Daumens fördert den Appetit und die Verdauung, die des Zeigefingers beruhigt gereizte Kinder, die des Mittelfingers regt den Kreislauf an und tut besonders Kindern gut, die oft kalte Hände und Füße haben. Die Widerstandskraft gegen Erkältungen stärken Sie durch die Behandlung des Ringfingers. Das Verwöhnen des kleinen Fingers soll Knochen und Gelenke kräftigen. Der Druck auf die Schwimmhaut stärkt, so die Vorstellung der Japaner, den Organismus des Kindes und hilft bei Erkältungskrankheiten.

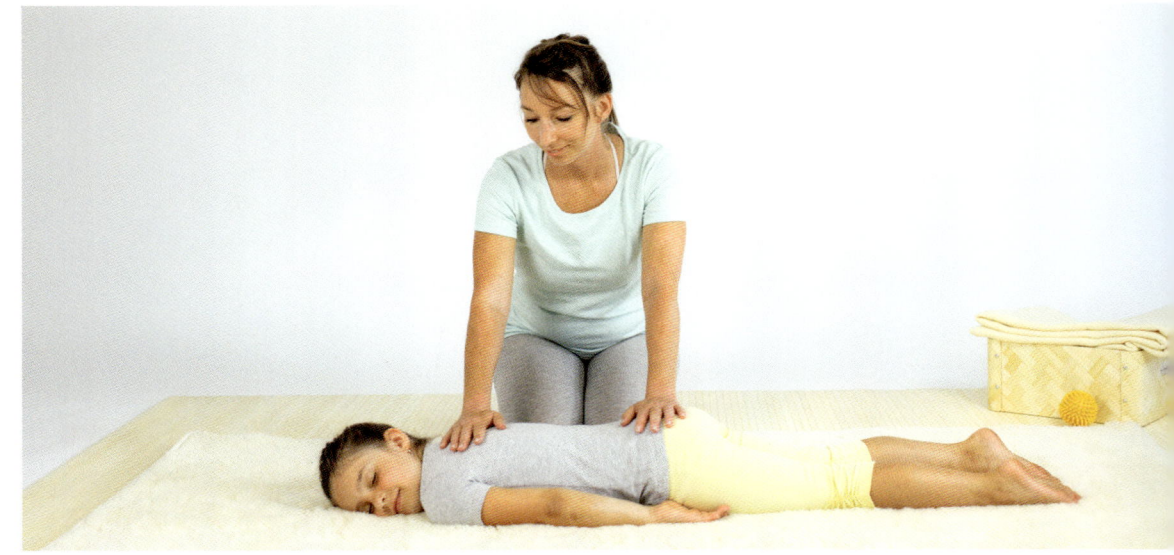

Körper-Schaukeln für große Kinder

Ihr Kind liegt auf dem Bauch. Legen Sie eine Hand auf das Kreuzbein und die andere Hand zwischen die Schulterblätter. Beginnen Sie langsam den Körper hin und her zu schaukeln, bis eine gleichmäßige Schaukelbewegung entsteht. Wichtig ist, dass die Schaukelbewegung von Ihnen weg und wieder zu Ihnen hin stattfindet. Hier ist notwendig, dass Sie Ihr Kind fragen, ob das Tempo so angenehm ist.

Das bringt es: *Eignet sich besonders gut bei Einschlafstörungen, hilft Spannungen, die sich tagsüber aufgebaut haben, abzubauen.*

Der besondere Tipp: Kleine Kinder ganz groß

Lassen Sie diesen Ablauf von Ihrem Kind auch bei sich durchführen. Die Kinder sind sehr stolz, dass sie das auch können, und Ihnen tut es gut, eine kleine Entspannungseinheit zu bekommen.

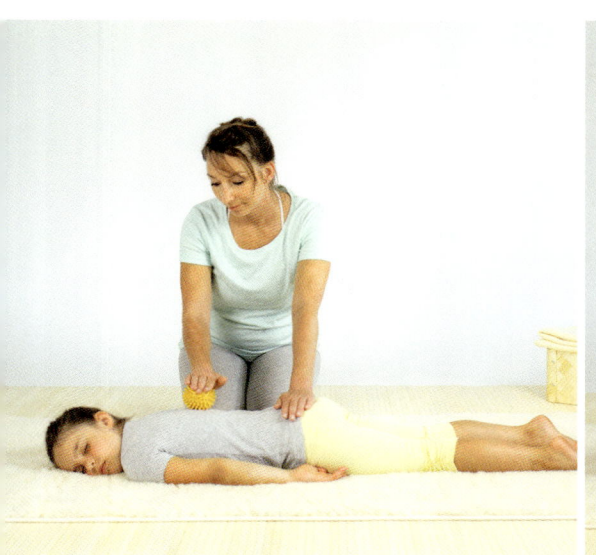 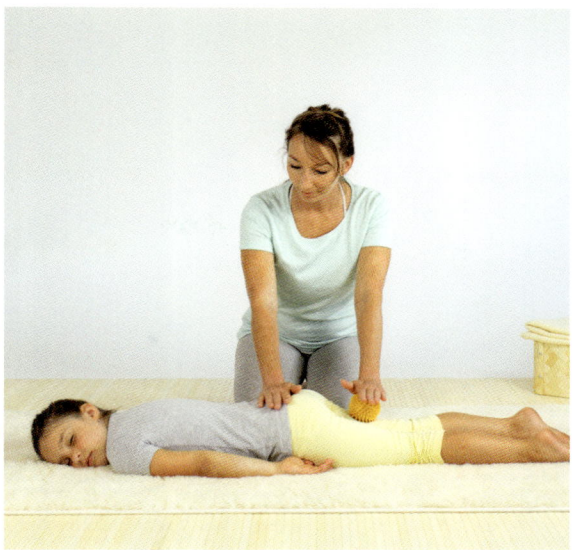

Schön aufrecht

Wenn Sie den Eindruck haben, dass Ihr Kind etwas mehr Aufrichtung gebrauchen könnte, ist dieses Angebot genau das Richtige. Dazu brauchen Sie nur einen Igelball. Beginnen Sie oben in Höhe der Schulterblätter und rollen Sie bis nach unten zur Fußsohle, dann auf der anderen Körperhälfte wiederholen. Wichtig: Immer von oben nach unten rollen. Das Kind darf bestimmen, wie stark der Druck ausgeführt werden soll.

Das bringt es: Die Übung hilft Kindern, aufrecht zu stehen und zu gehen.

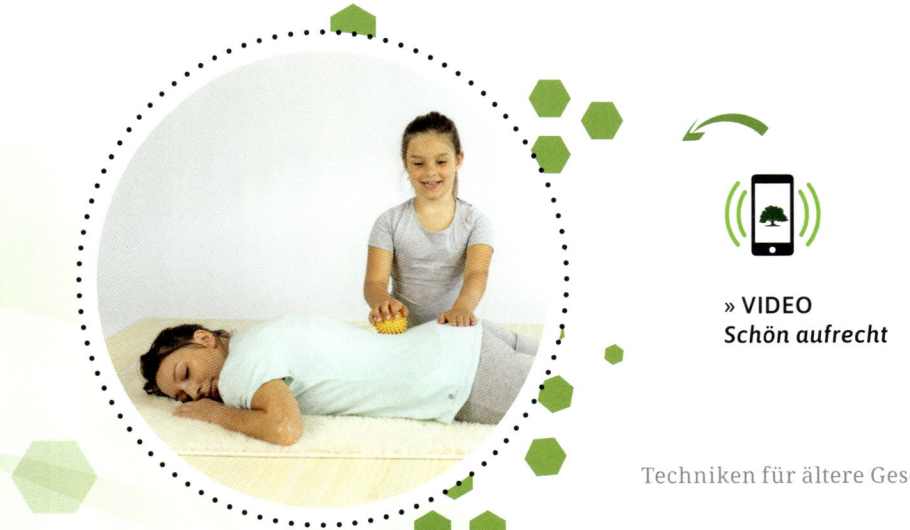

» VIDEO
Schön aufrecht

Techniken für ältere Geschwister

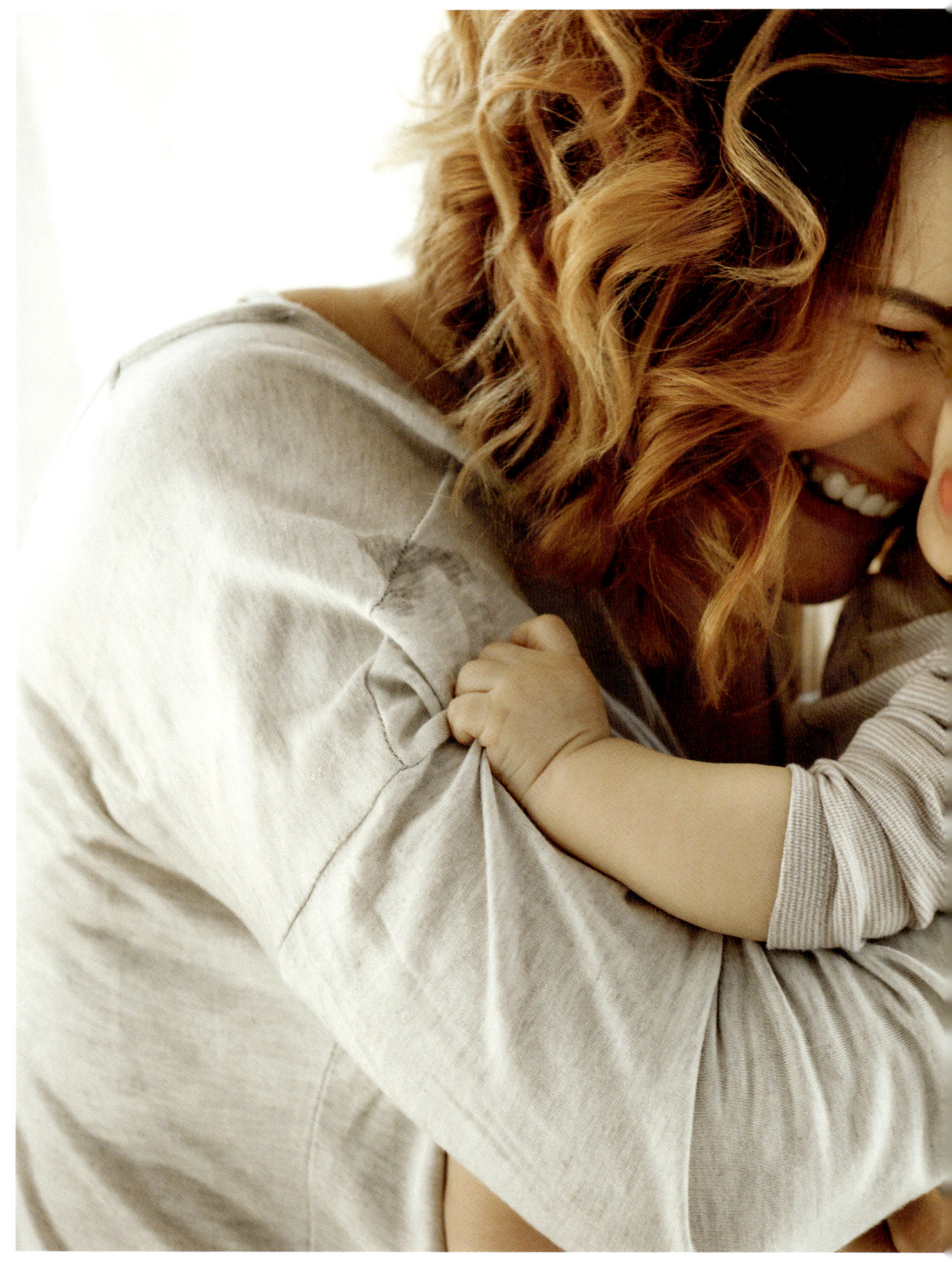

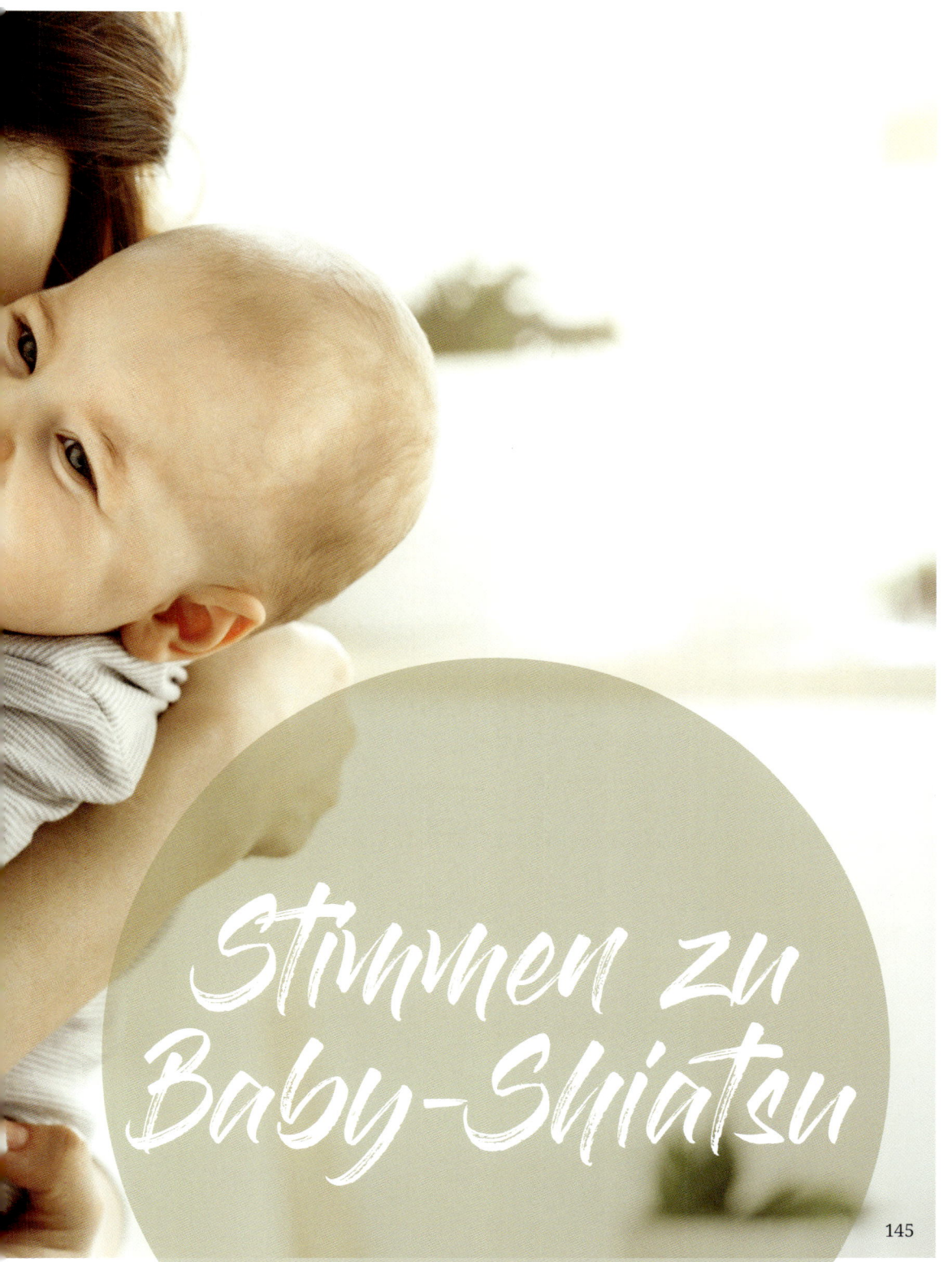

Stimmen zu Baby-Shiatsu

„Henry hatte einen schweren Start ins Leben. Er kam per Notkaiserschnitt. Baby-Shiatsu hat ihm geholfen, richtig anzukommen in der Welt. Seitdem ich das mache, ist er viel ausgeglichener. Ich habe im Baby-Shiatsu-Kurs auch wertvolle Hinweise für den Umgang mit Babys erhalten. Weil Henry sich immer nur zu einer Seite drehte, bekam ich den Tipp, das Spielzeug über ihn in die Mitte zu hängen und nicht links und rechts neben ihn zu legen. Er begann danach zu greifen. Das half ihm, seine Mitte zu finden. Seitdem ist er viel besser drauf."

Katrin Grieß mit Henry

„Elias ist ein lebendiges, aber auch unruhiges Kind. Ihm fiel in den ersten Monaten das Einschlafen sehr schwer. Im Baby-Shiatsu-Kurs habe ich gelernt, wie ich ihn beruhige. Ich habe es ja anfangs nicht geglaubt, aber der Schlafgriff bewirkt bei ihm Wunder und gehört inzwischen zum abendlichen Ritual, wenn wir ihn ins Bett bringen."

Greta Eschenauer mit Elias

„Nele hat mit Bauchweh zu kämpfen. Ihr tut es gut, wenn ich ihren Bauch mit Baby-Shiatsu-Griffen behandle. Ich hoffe, dass sie nun nicht mehr so oft darunter leidet."

Vanessa Stillger mit Nele

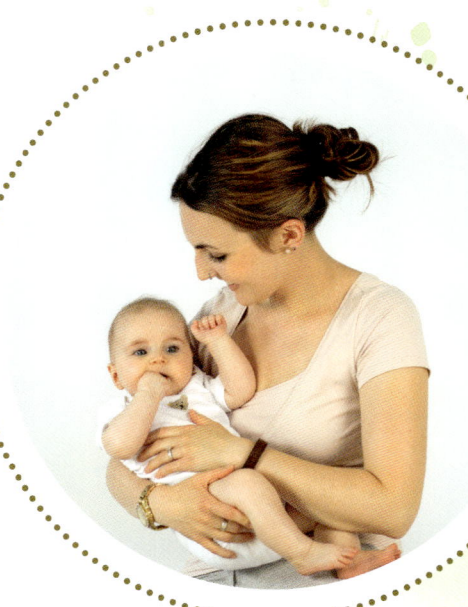

„Philipp wacht zurzeit nachts sehr häufig auf. Ich hoffe, dass ihm Baby-Shiatsu hilft. Ich hab das Gefühl, dass Philipp durch die Behandlung entspannt und zur Ruhe kommt. Sein ganzer Körper fängt an zu arbeiten. Die Verdauung kommt in Gang und er wirkt sehr zufrieden während und nach dem Baby-Shiatsu. Ich denke, dass ihm diese liebevolle Zuwendung sehr guttut. Ein zufriedenes und lächelndes Baby in den Armen zu halten ist das Schönste, was es gibt. Es wäre toll, wenn es einen Zaubergriff fürs Durchschlafen geben würde."

Kerstin Schneider mit Philipp

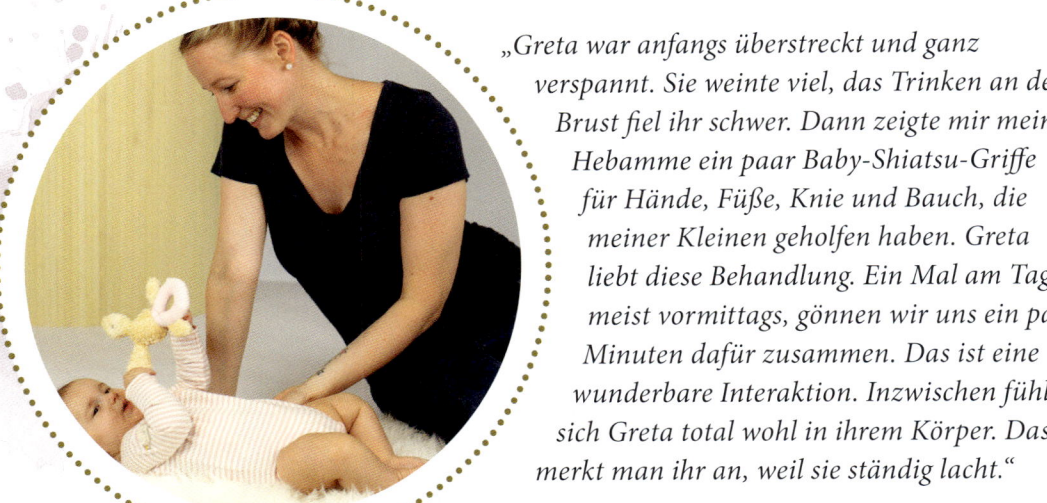

„Greta war anfangs überstreckt und ganz verspannt. Sie weinte viel, das Trinken an der Brust fiel ihr schwer. Dann zeigte mir meine Hebamme ein paar Baby-Shiatsu-Griffe für Hände, Füße, Knie und Bauch, die meiner Kleinen geholfen haben. Greta liebt diese Behandlung. Ein Mal am Tag, meist vormittags, gönnen wir uns ein paar Minuten dafür zusammen. Das ist eine wunderbare Interaktion. Inzwischen fühlt sich Greta total wohl in ihrem Körper. Das merkt man ihr an, weil sie ständig lacht."

Viola Werle mit Greta

„Der Baby-Shiatsu-Kurs hat uns vor allem ganz viel Sicherheit im Umgang mit dem Baby gegeben. David ist unser erstes Kind. Ich habe gelernt, wie man ihn richtig ablegt, hochnimmt und dreht. All das habe ich dann auch meinem Mann gezeigt, der das nun genauso anwendet. David hat auch Spaß an der Baby-Shiatsu-Behandlung."

Anna Lefik mit ihrem Mann Oliver Janssen und David

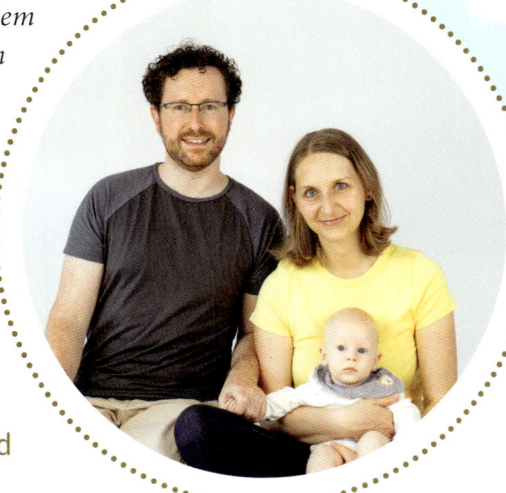

Stimmen zu Baby-Shiatsu

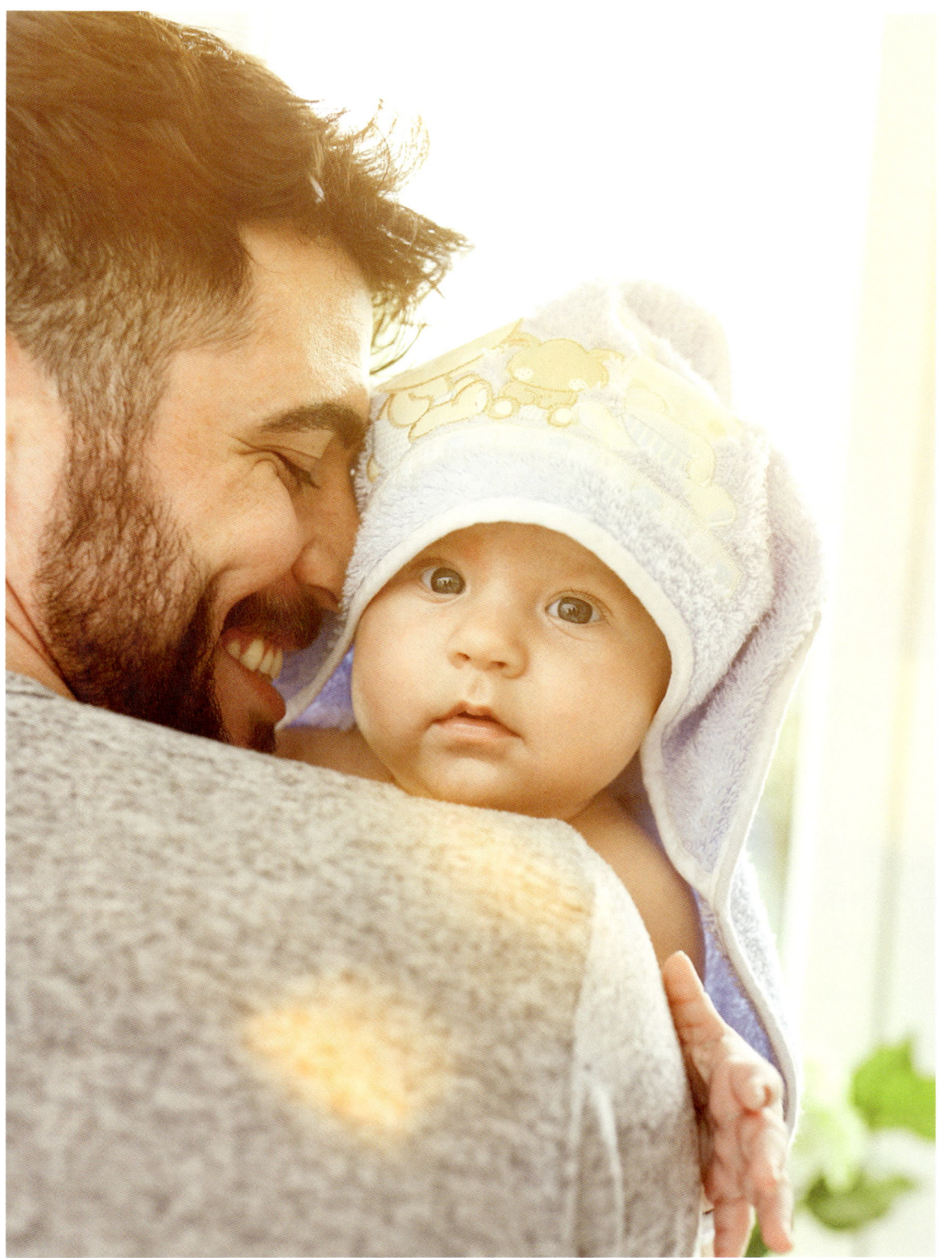

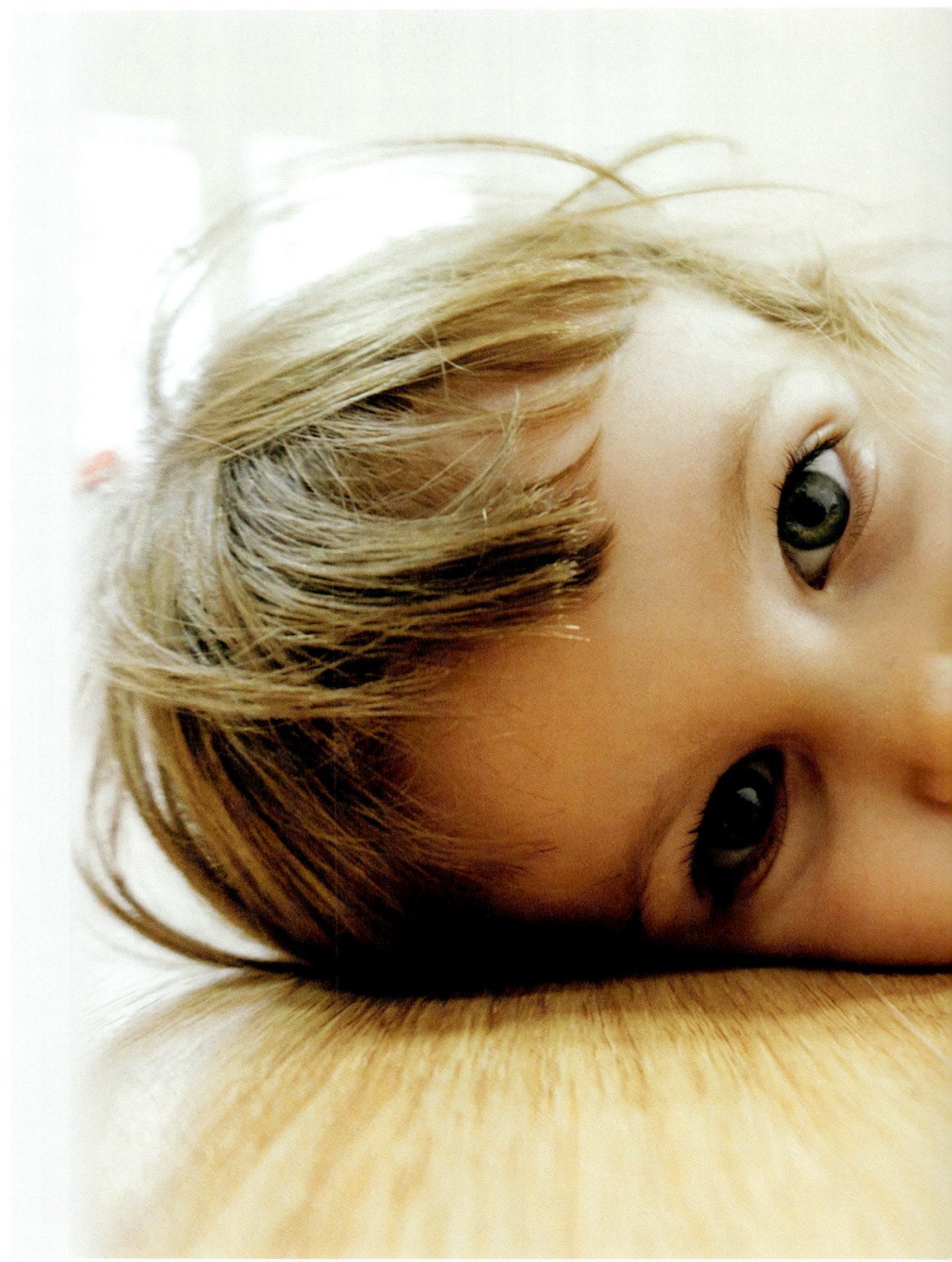

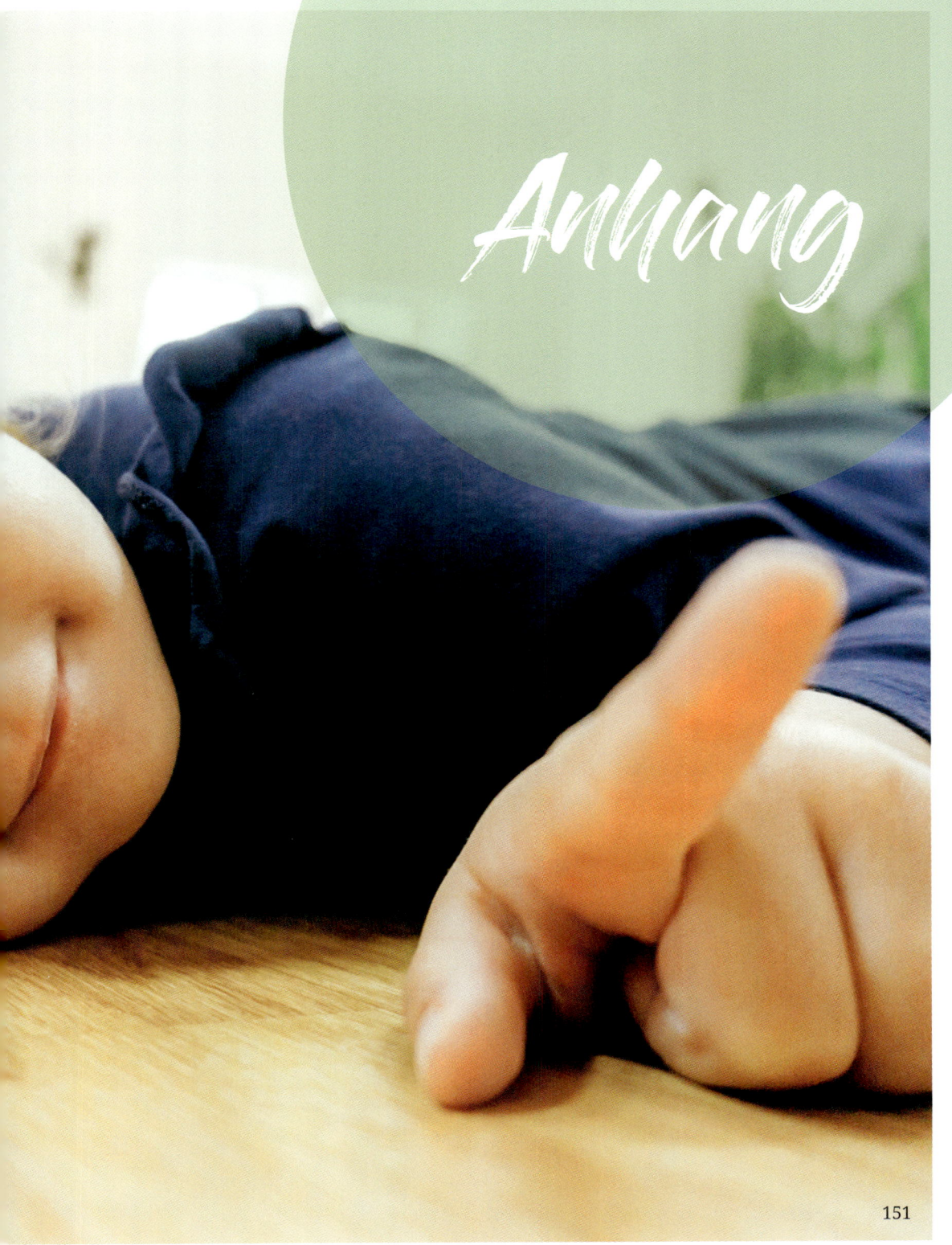

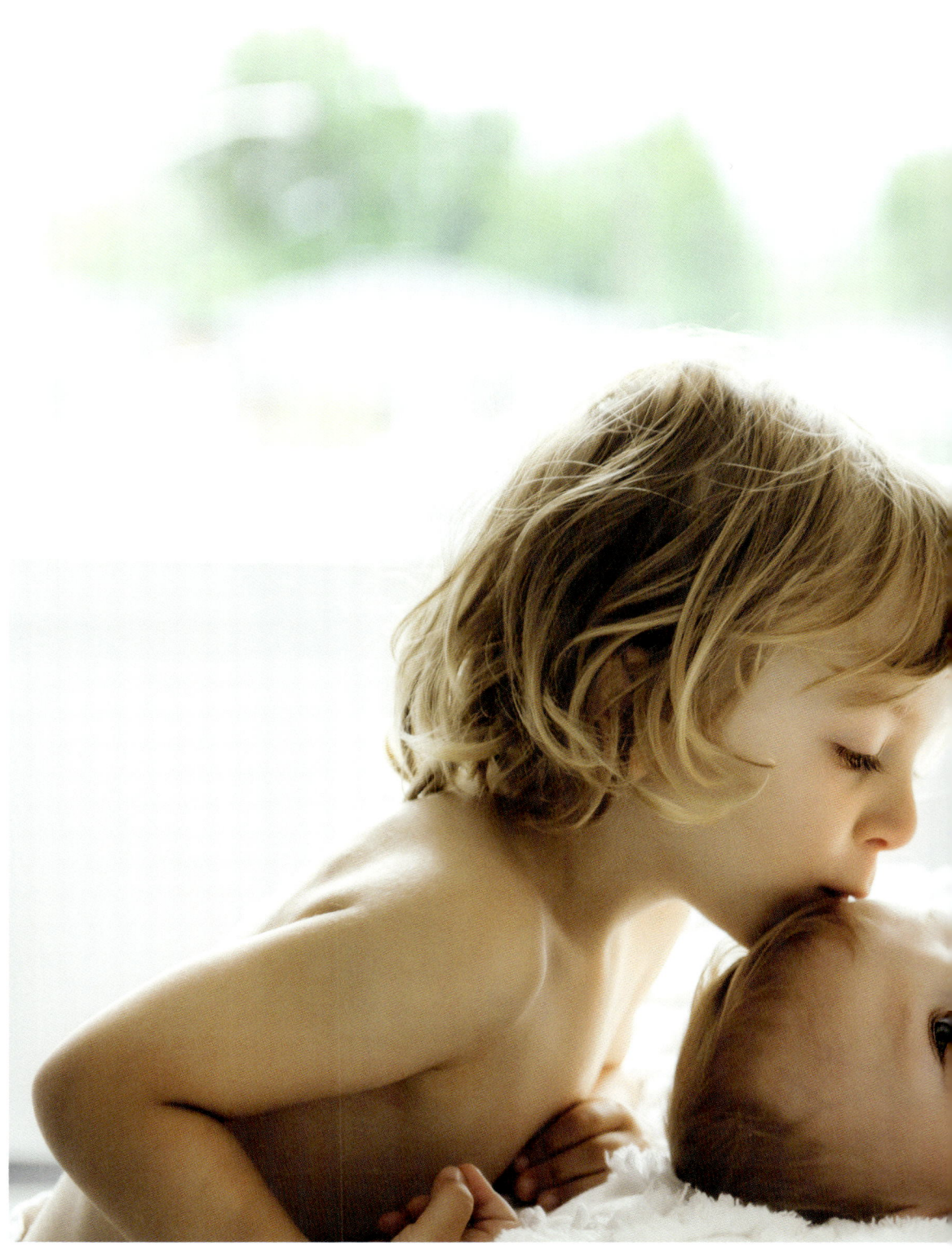

Schlusswort: *Alles Gute für die ganze Familie*

Babys, die mit regelmäßigen Shiatsu-Behandlungen groß werden, lernen schon ganz früh und intensiv das Gefühl von Sicherheit und Geborgenheit kennen. Viele schreien weniger und schlafen besser als andere Säuglinge. Auf jeden Fall ist durch die sanfte und liebevolle Behandlung der Grundstein dafür gelegt, dass die Kinder aufmerksam, selbstbewusst, neugierig und zufrieden ins Leben gehen. Mit den achtsamen Handgriffen und dem respektvollen Umgang haben Sie Ihrem Kind ein großes Geschenk gemacht. Wir hoffen, dass das Buch aber auch Sie, die Eltern, und die Geschwisterkinder mit ein paar Tipps, Tricks, Übungen und Denkanstößen stärken konnte und der Start als Familie geglückt ist.

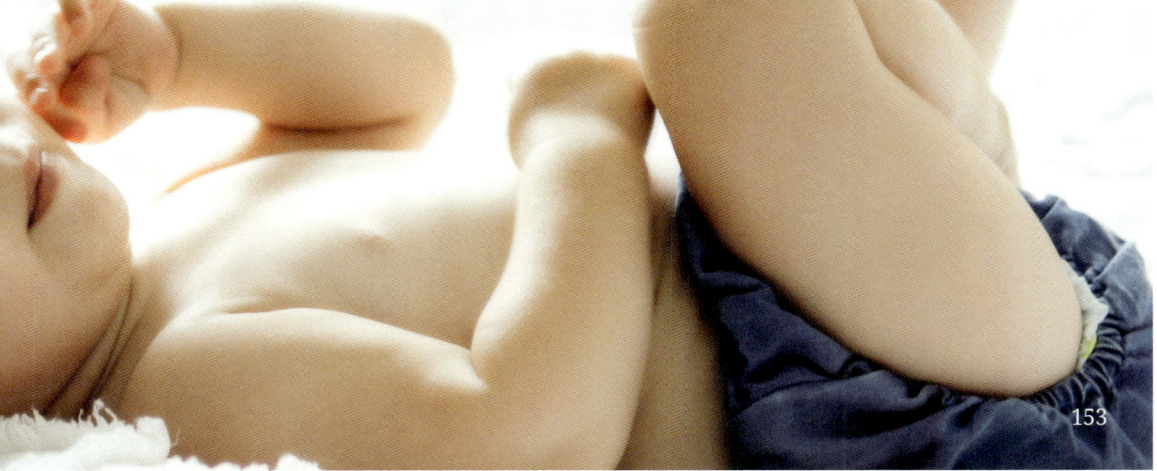

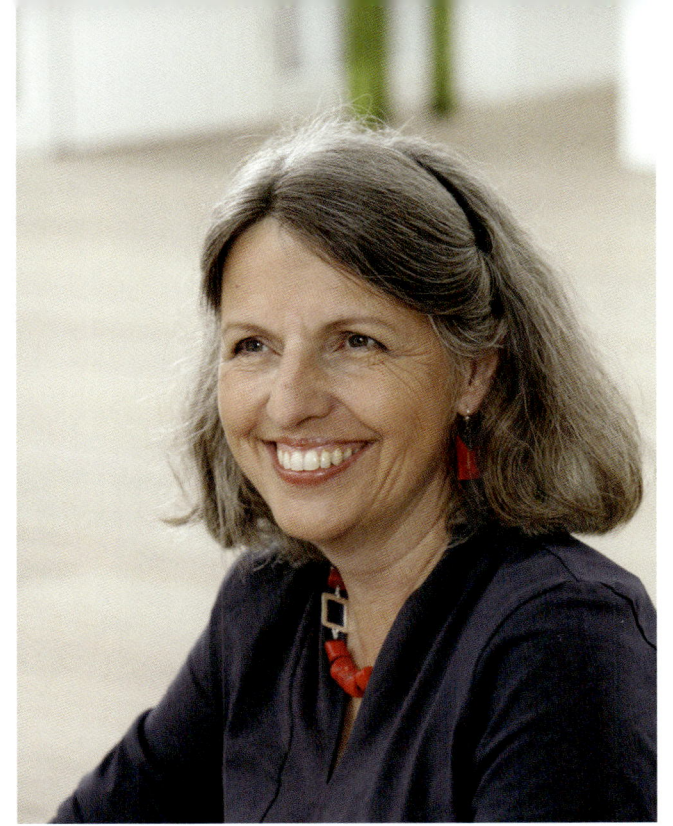
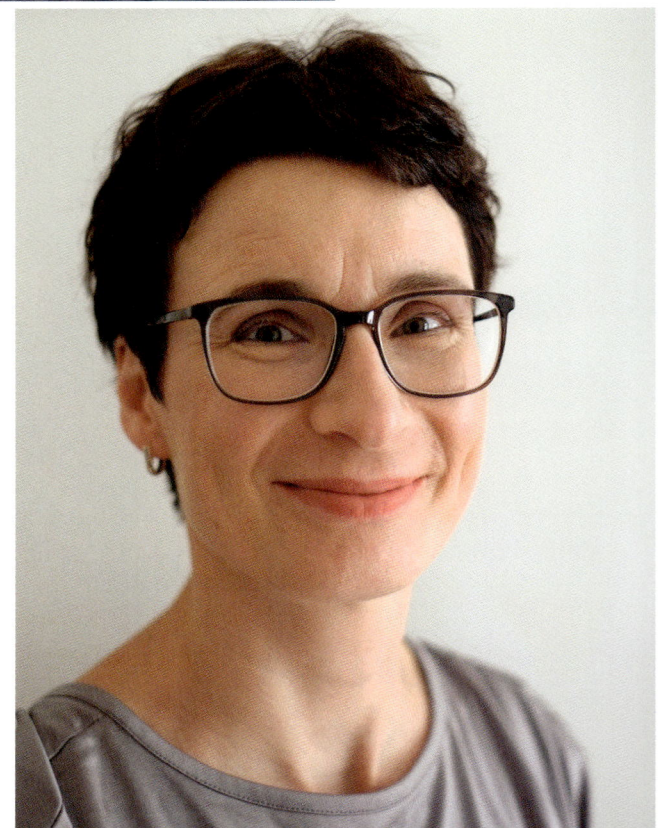

Die Autorinnen

Karin Kalbantner-Wernicke
ist Kinder-Physiotherapeutin und Shiatsu-Dozentin. Sie hat die ursprünglichen Shiatsu-Techniken vor fast 40 Jahren aus Japan mitgebracht, sie mit westlichem Wissen ergänzt und in den letzten Jahrzehnten erfolgreich erprobt. So entstand Baby-Shiatsu. Gemeinsam mit ihrem Mann Thomas Wernicke, einem Allgemeinmediziner, der sich auf Säuglinge und Kinder spezialisiert hat und die japanische Kinderakupunktur Shōnishin praktiziert, hat sie ein „energetisches Entwicklungsmodell" erarbeitet: Es verbindet die aktuellen Erkenntnisse der Bindungs- und Entwicklungstheorien mit dem fernöstlichen Verständnis der Meridianentwicklung. Karin Kalbantner-Wernicke ist eine weltweit gefragte Expertin zum Thema Shiatsu für Babys und Kinder. Sie lebt mit ihrem Mann im Rhein-Main-Gebiet.

Tina Haase
ist Journalistin. Sie schreibt seit mehr als 15 Jahren über Gesundheits- und Familienthemen. Und so manche Shiatsu-Technik hat sie an ihren inzwischen sechsjährigen Zwillingen ausprobiert. Tina Haase lernte Karin Kalbantner-Wernicke vor etwa zehn Jahren bei Recherchen zum Thema Shiatsu kennen. Sie hat an der Hochschule Bremen Journalistik studiert und für verschiedene Zeitungen, Magazine und Portale gearbeitet. Heute lebt sie mit ihrer Familie in Berlin.

Danksagung

Wir danken allen Babys, Kindern, Müttern und Vätern, die zum Gelingen dieses Buches beigetragen haben.

Unser Dank geht auch an die Hebamme und Shiatsu-Praktikerin Michiko Sugata-Carty aus Kyoto, die für den „Blick nach Japan" landestypische Rituale mit uns geteilt hat.

Zudem danken wir der Fotografin Yana Wernicke und dem Fotografen Jonas Feige samt Team, der Lektorin Dorothea Forster, der Grafikerin Christina Diwold und unserer Agentin Maria Koettnitz.

Auch möchten wir uns bei der Firma Steiff in Wiesbaden bedanken, die uns die Baby-Kleidung und Kuscheltiere für das Shooting zur Verfügung gestellt hat.

Auch unseren Familien, die uns von der ersten Idee bis zur Fertigstellung dieses Buches zur Seite standen, gilt unser Dank.

Karin Kalbantner-Wernicke und Tina Haase

Quellen

Weiterführende Adressen und Literatur

www.babyshiatsu.de
www.aceki.de
www.shonishin.de
www.samurai-programm.de
www.japanischemedizin.org

Das Buch „Shōnishin – Kinderakupunktur auf der Basis von Entwicklungsphysiologie und Meridianentwicklung" von Thomas Wernicke erscheint 2019 im Kiener Verlag, München, ISBN 978-3-943324-42-6

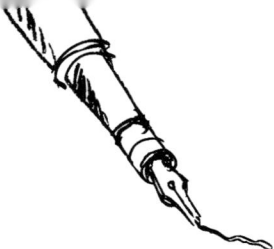

Hier ist Platz für Notizen

freya BUCHTIPPS

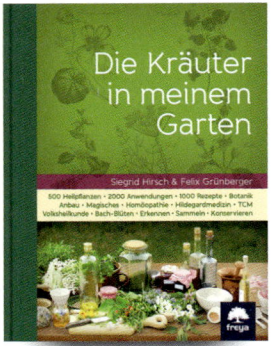

25. Auflage

Siegrid Hirsch, Felix Grünberger

Die Kräuter in meinem Garten

Übersichtlich alle Informationen mit über 800 Farbfotos, Anbauanleitungen, Blüte- und Sammelzeit, Trocknung, Anwendung als Heilmittel, Rezepte mit Zubereitung für Tees, Tinkturen, Weine, Liköre, Schnäpse, Essig, Säfte, Salben und Bäder. Zugeordnete Edelsteinenergien, TCM, Kräutermagie, Planetenzuordnung, Mondeinfluss, Homöopathie, Bachblüten, Schüßler Salze und viele Tabellen zur Mittelfindung, Symptome-Verzeichnis, Sachregister.

Der Benützer findet jetzt auch alles über Goji, Aronia und Co., die Superbeeren, aber auch über alle anderen Heilpflanzen, egal ob sie aus Garten und freier Natur stammen oder über die Apotheke bezogen werden.

ISBN: 978-3-902134-79-0

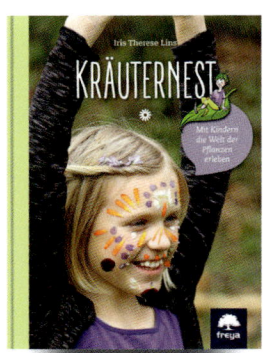

Iris Therese Lins

Kräuternest
Mit Kindern die Welt der Pflanzen erleben

21 Kräuter und Pflanzen stellt die diplomierte Kräuterpädagogin in diesem seltenen Kinderkräuterbuch zum Vor- und Selberlesen vor. Kindgerechte Erklärungen der lateinischen und volkstümlichen Namen wechseln sich ab mit Beschreibungen der zu verwendenden Kräuterteile, Sagen und Märchen rund um die jeweilige Pflanze kommen der kindlichen Fantasie entgegen. Aussehen und Heilwirkung von Ringelblume, Hirtentäschel & Co sowie Rezepte für Gaumen, Spiel und Spaß machen das Buch zu einem wertvollen Begleiter für Ausflüge in der Natur, wo man die liebevoll illustrierten Pflanzen mit den Exemplaren in der Natur vergleichen kann. Eine gute Gelegenheit, Wissen über unsere Heilpflanzen auf verständliche Art und Weise unseren Kindern weiterzugeben.

ISBN 978-3-99025-268-0

Weiteres Bildmaterial: © Fotolia: pushinka11, marinashevchenko, artdee2554, KatyaKatya, Ira Cvetnaya, Ramziia, missbobbit, beguima, julia_khimich, pololia, golubovy, inarik, sutthinon602, Cookie Studio, katarinanh, Africa Studio, nasharaga, epiximages, Ekaterina Pokrovsky, Valenty, comzeal, yamasan0708, Tomsickova, Oksana Kuzmina, kai, StefanieB., Travel_Master, pun photo, Robert Kneschke, kharlamova, hakase420

Erhältlich im gut sortierten Buchhandel.
www.freya.at www.freya-verlag.de

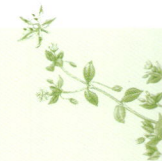